rüffer & rub

Lisa Bircher
Bruno Kissling

»Ich stelle mir eine Medizin vor …«

**Briefwechsel einer
jungen Ärztin mit einem
erfahrenen Hausarzt**

rüffer & rub cares

Erste Auflage Herbst 2018
Alle Rechte vorbehalten
Copyright © 2018 by rüffer & rub Sachbuchverlag GmbH, Zürich
info@ruefferundrub.ch | www.ruefferundrub.ch

Umschlag, S. 6f., 14f., 110f., 128f.: © Andreas Fahrni: Ausschnitt aus
Kunst-Performance/-Installation »pictures in the body«, 2016,
art-dialog, Esther Quarroz und Bruno Kissling, Bern

Porträt Lisa Bircher: © Lilo Bircher
Porträt Bruno Kissling: © Andreas Fahrni

Schrift: Filo Pro
Druck und Bindung: CPI – Ebner & Spiegel, Ulm
Papier: Fly 05, spezialweiß, 115 g/m², 1.2

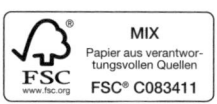

ISBN 978-3-906304-39-7

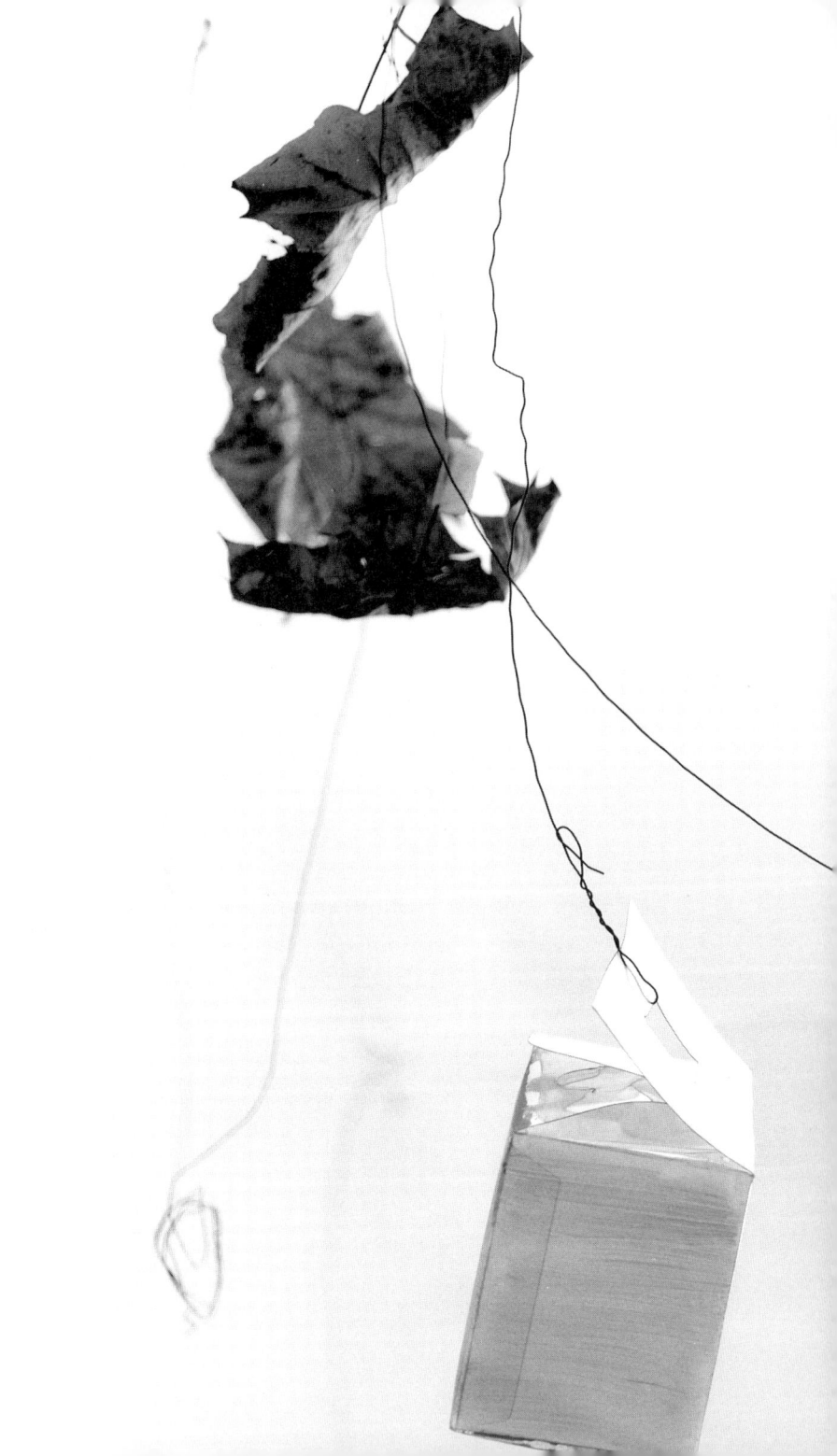

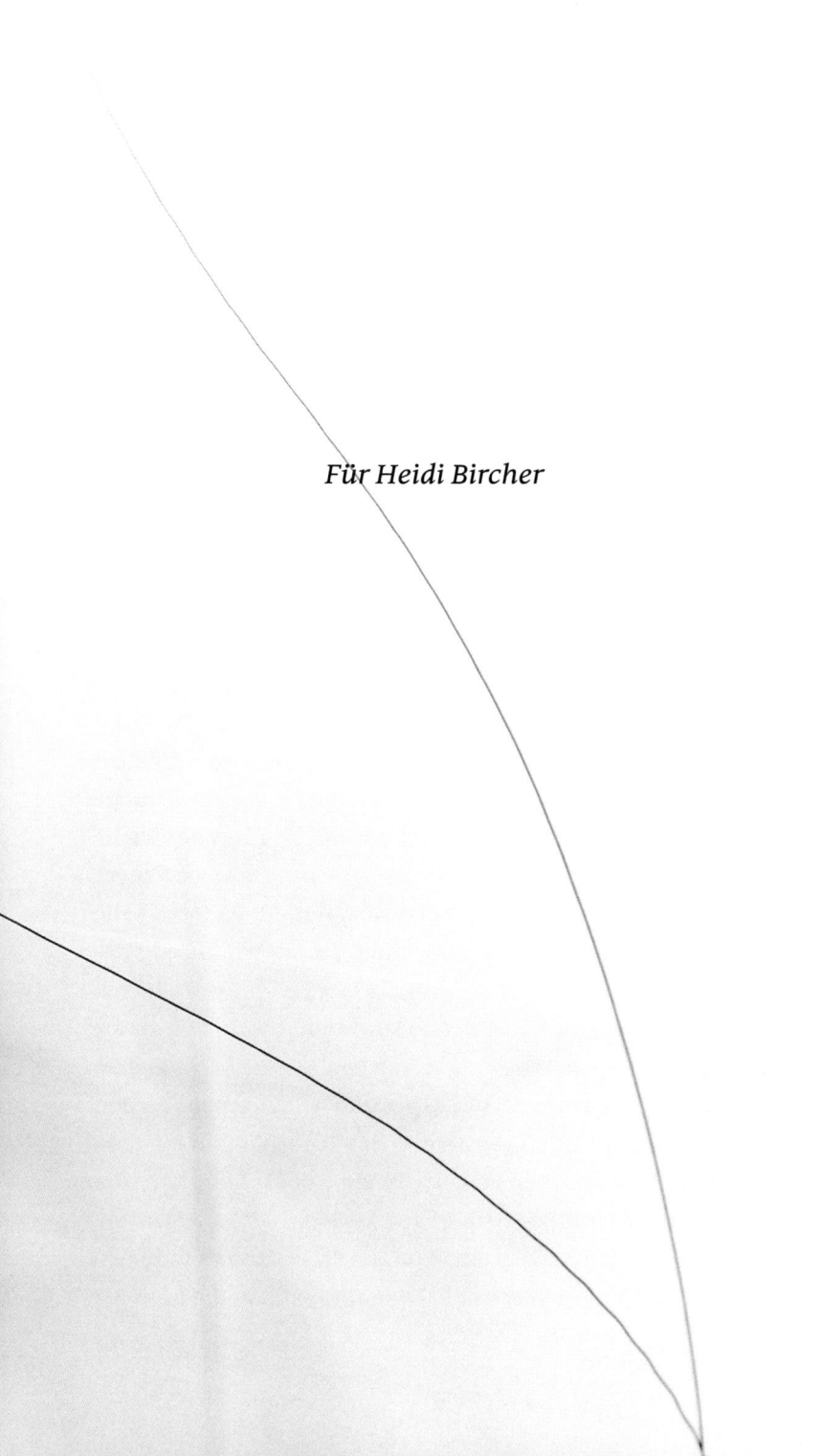

Für Heidi Bircher

Vorwort

Von Monika Reber Feissli

Es ist, als belausche ich als Leserin ein intimes Zwiegespräch: Lisa Bircher und Bruno Kissling unterhalten sich im Briefwechsel »Ich stelle mir eine Medizin vor ...« über ihre ärztliche Tätigkeit, den persönlichen Blick auf den Arztberuf und die Medizin von gestern, heute und morgen. Auf der einen Seite die junge Ärztin Lisa Bircher, am Anfang ihrer Karriere, auf der Suche nach ihrer Berufsidentität und mit gleichzeitig weltoffenem und scharfem Blick auf die Gegenwart. Auf der anderen Seite der erfahrene Hausarzt Bruno Kissling, der jahrzehntelang viele Facetten der Medizin beobachtet, gelebt und mitgestaltet hat und die Entwicklungen der letzten Jahrzehnte bis zur Gegenwart überblickt. Ausgehend von persönlichen Erlebnissen aus dem Berufsalltag, bewegt sich der Dialog der beiden Ärzte von persönlichen Reflexionen zur beruflichen Identität und Medizin hin zu philosophischen Fragestellungen, die auf den Kern der Medizin zielen – die Bedürfnisse und das Wohl der PatientInnen.

Das Buch zeigt dabei auf, dass alle Player im Gesundheitswesen – nicht zu vergessen die PatientInnen, um die es in der

Medizin geht – sich in einem großen Spannungsfeld zwischen dem Patientenwohl, dem Machbaren und der Gesundheitsökonomie befinden. Gesellschaftliche Rahmenbedingungen und die Politik prägen die Medizin von heute wesentlich mit: Individuelle Gesundheit, Public Health, Verfügbarkeit, Fragmentalisierung, abnehmende Eigenverantwortung und Solidarität, Regulierungen und Limitierungen, Qualität, Effizienzsteigerung und Dokumentations- und Informationspflichten müssen im Auge behalten werden, um nur einige Themenkomplexe zu nennen. Sich als Ärztin oder Arzt all diesen Herausforderungen zu stellen und gleichzeitig in Bezug auf die immer schneller und größer werdenden Datenmengen und Informationen das Wesentliche nicht aus den Augen zu verlieren gleicht manchmal einem Hochseilakt. Eine gesunde Balance zu finden respektive zu halten will gelernt sein.

Als Leserin werde ich von Lisa Bircher und Bruno Kissling angehalten, diesen Balanceakt zu reflektieren. Der Gedankenfluss der beiden, ihre Erfahrungen und Inspirationsquellen regen dazu an, das eigene ärztliche Handeln und die Medizin zu hinterfragen. Prägungen in der eigenen beruflichen Identität werden dadurch bewusst, Fragen zur Medizin von heute und der Zukunft gewinnen Profil: Welche Aspekte und Personen im Gesundheitswesen habe ich persönlich als Studentin, Assistenzärztin, als Patientin oder Angehörige als unterstützend und sinnvoll erlebt? Was wünsche ich mir für die Zukunft, wenn ich selbst alt werde oder wenn meine Gesundheit plötzlich ernsthaft bedroht ist? Welche Erfahrungen und Personen haben meine persönliche Einstellung zur Gesundheit und meinen Berufsweg geprägt? All diese Fragen führen mich dazu, meine eigene ärztliche und politische Arbeit zu reflektieren.

Das Buch bestärkt mich in meiner Überzeugung, dass das persönliche Gespräch und die Beziehung zu unseren PatientInnen die wichtigsten Arbeitsinstrumente für uns Ärztinnen und Ärzte sind. Nur in einem Rahmen mit genügend Zeit und Vertrauen können gemeinsame Realitäten geschaffen werden, die medizinisch sinnvolle Entscheidungen ermöglichen. Nur so können gesundheitssichernde und -fördernde Veränderungen initiiert und die PatientInnen auf ihrem Weg nachhaltig unterstützt werden. Wenn es mir gelingt, die Probleme und Bedürfnisse der PatientInnen wirklich zu erfassen und ich meine Zeit und medizinische Kompetenz sinnvoll und zielgerichtet einsetzen kann, und dadurch dazu beitrage, dass die PatientInnen auf ihrem Gesundungsweg weiterkommen – dafür lohnt es sich, Ärztin zu sein. »Ich stelle mir eine Medizin vor ...« ermuntert dazu, sich für eine Aus- und Weiterbildung einzusetzen, in der jungen ÄrztInnen im teilweise hochtechnisierten Gesundheitswesen genügend Unterstützung zukommt, um in ihre anspruchsvolle Berufsrolle zu finden. Dafür werde ich mich als Ausbildnerin für StudentInnen und AssistenzärztInnen sowie politisch in Hausärzteverbänden weiterhin einsetzen.

Mit seinen vielfältigen Impulsen kann dieses Buch für LeserInnen mit verschiedenstem Erfahrungshintergrund oder Wirkungsfeld in der Medizin ganz individuelle Resonanzräume anklingen, Gedanken auf- und weiterkeimen und dadurch die verschiedensten Wirkungen entfalten lassen: Es kann Anregung zu richtungsweisenden persönlichen Reflexionen bieten und weckt Lust, eigene Gedanken zu den angesprochenen Themen rund um die Medizin aufkommen zu lassen, den Austausch zu suchen und Prioritäten und Werte zu hinterfragen.

Monika Reber Feissli, Hausärztin (in der Mitte der beruflichen Laufbahn), ist Mitbegründerin und Past-Präsidentin der Organisation Junge Hausärztinnen und -ärzte Schweiz (JHaS) und Präsidentin des Vereins Berner Haus- und Kinderärzte/innen (VBHK).

Einleitung

Von Lisa Bircher und Bruno Kissling

Lisa, eine junge Ärztin am Anfang ihres ärztlichen Wirkens, und Bruno, ein erfahrener Hausarzt am Ende seiner Berufszeit, schreiben sich während des Zeitraums von eineinhalb Jahren Briefe.

In Kontakt gekommen sind die beiden Ärzte via Lisas Großmutter, denn Bruno ist Hausarzt der tapferen, betagten Frau. Als ehemalige Krankenschwester verfolgt Lisas Großmutter deren Weg in der Medizin mit besonderer Freude und erzählt Bruno in der Sprechstunde immer wieder Episoden aus Lisas ärztlichem Werdegang. Bruno lässt Lisa über die Großmutter sein Buch »Qualität in der Medizin – Briefe zwischen einem Hausarzt und einer Ethnologin« zukommen, das er zusammen mit der Ethnologin Andrea Abraham im Jahr 2015 veröffentlicht hat.

Lisa hat damals gerade ihre Assistenzzeit in verschiedenen Spitälern begonnen, anfänglich mit dem Ziel, Hausärztin zu werden. In der Alltagsrealität ihrer Arbeit als Assistenzärztin gerät sie bald in eine Krise: An Fachwissen mangelt es ihr nicht, doch sie sieht sich mit vielen anderen Anforderungen konfrontiert, in der Kommunikation, der interdisziplinären Zusammenarbeit und der effizienten Organisation. Ihre Schwierigkeiten bringen sie zum Nachdenken. So kommt es, dass sie Brunos Buch mit großem Interesse liest, denn sie findet darin Antworten auf Fragen, die sie gerade beschäftigen: Fragen zu Qualität und Sinn der Medizin, erörtert in einem größeren Zusammenhang. Sie bedankt sich bei Bruno für die anregende Lektüre mit dem Brief, der dieses Buch eröffnet.

Bruno freut sich über die Reaktion von Lisa und ist beeindruckt von der reifen Art der jungen Ärztin. Er selbst hat sich auf verschiedensten Ebenen für ein umfassendes Berufsbild der Hausarztmedizin und eine personenzentrierte und partnerschaftliche Medizin eingesetzt: durch Mitarbeit in nationalen und internationalen berufs- und fachpolitischen Gremien und an Kongressen, mit zahlreichen Fachartikeln in nationalen und internationalen Zeitschriften und mit poetischem Schreiben, Kunstinstallationen und Performances zusammen mit der bildenden Kunstschaffenden Esther Quarroz.

Aus der Perspektive ihres je sehr unterschiedlichen Lebenskontextes machen sich Lisa und Bruno Gedanken über ein breites, in sich verwobenes Spektrum von Fragen zu Gesund- und Kranksein, zum Leben und Sterben; Fragen, die alle Menschen betreffen, Ärztinnen und Ärzte ebenso wie gesunde und kranke Menschen. Im Fall einer Krankheit mit ihrer existenziellen Verunsicherung werden diese Fragen besonders dringend, denn in der modernen, medizinisch-technisch orientierten Medizin gehen sie in der Hektik des schier atemlosen diagnostischen und therapeutischen Tuns allzu oft vergessen.

Die Medizin befasst sich dabei effizient mit der Krankheit als Diagnose, der kranke Mensch mit seinem persönlichen und einmaligen Krankheitserleben gerät jedoch oft ins Abseits.

Vor jedem Start einer medizinischen Handlung ist deshalb eine Pause nötig, ein Moment, in dem die Ärztin, der Arzt die Patientin, den Patienten fragt: Wo stehen Sie in Ihrem Leben? Wie geht es Ihnen? Wie fühlen Sie sich? Was bewegt Sie nebst Ihrem gesundheitlichen Problem, was ist Ihnen wichtig? Was streben Sie an? Welche Rolle spielt Ihr Kranksein dabei? Wie wollen Sie Ihr weiteres Leben oder Ihr Lebensende gestalten und was kann Ihnen die Medizin bieten? Welche anderen Unterstützungen können Ihnen und Ihrer Familie hilfreich sein? Und welche Rolle kommt dabei der Ärztin, dem Arzt zu? In diesem Moment gemeinsamen Nachdenkens begegnen sich die Ärztin, der Arzt und die Patientin, der Patient als Menschen. Aus dieser Begegnung wächst eine tragfähige und vertrauensbildende Beziehung. Dies ist die Basis für das Vorgehen im Sinn einer personen- und kontextbezogenen, sinnstiftenden und menschlichen Medizin.

Lisa und Bruno geben Einblick in ihr eigenes Leben und ihre persönlichen Interessen, die sich mit ihrem Berufsleben verflechten, und schreiben auch immer wieder über ihr eigenes Mitbetroffen-Sein im Kontakt mit PatientInnen.

Bald kommt es zur Idee, die Briefe als Buch herauszugeben: als Anregung zum Nach- und Weiterdenken, auf der Suche nach Antworten zu Fragen über Gesund- und Kranksein, Wohlbefinden, den Sinn der Medizin sowie über Leben und Sterben.

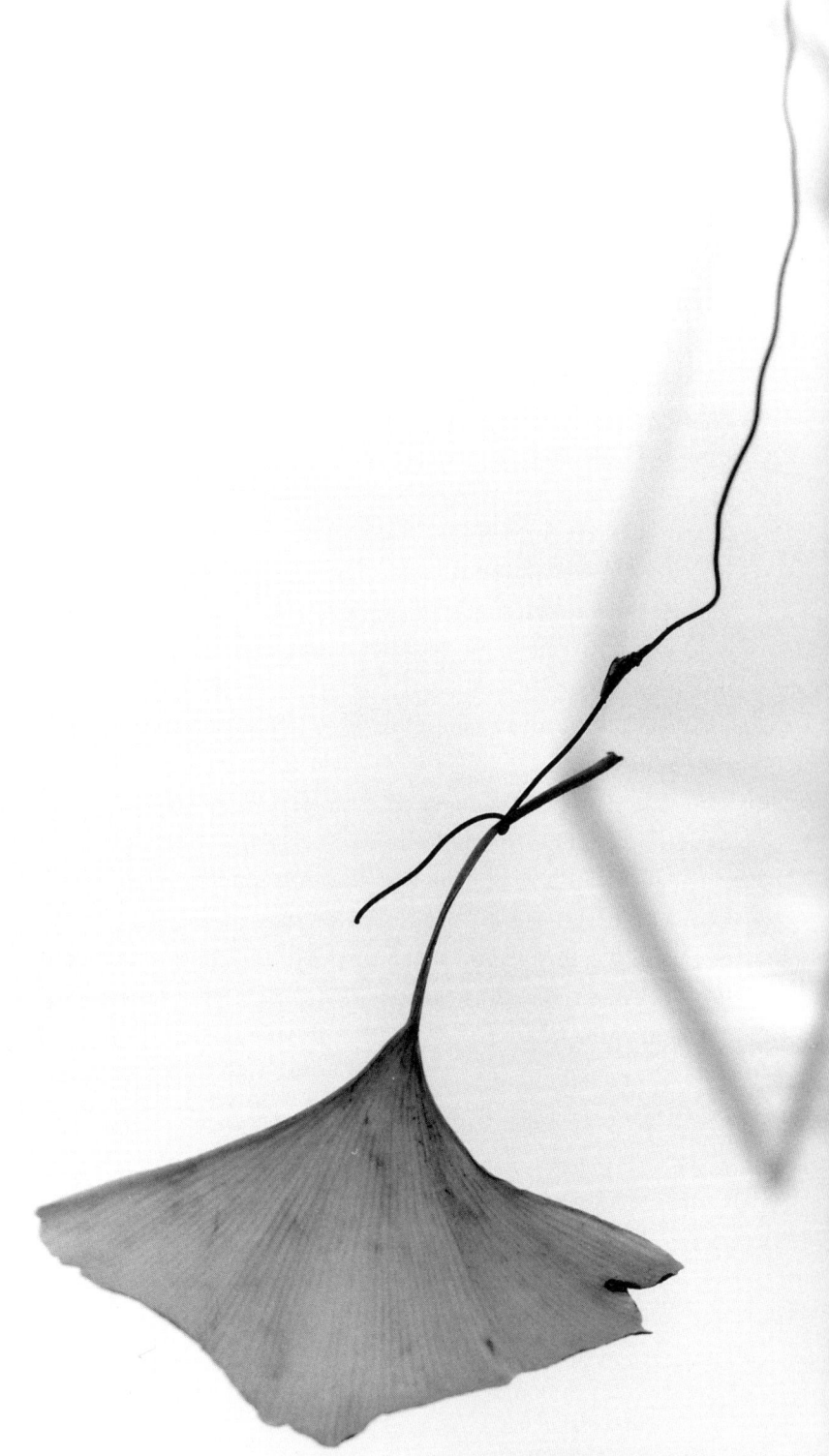

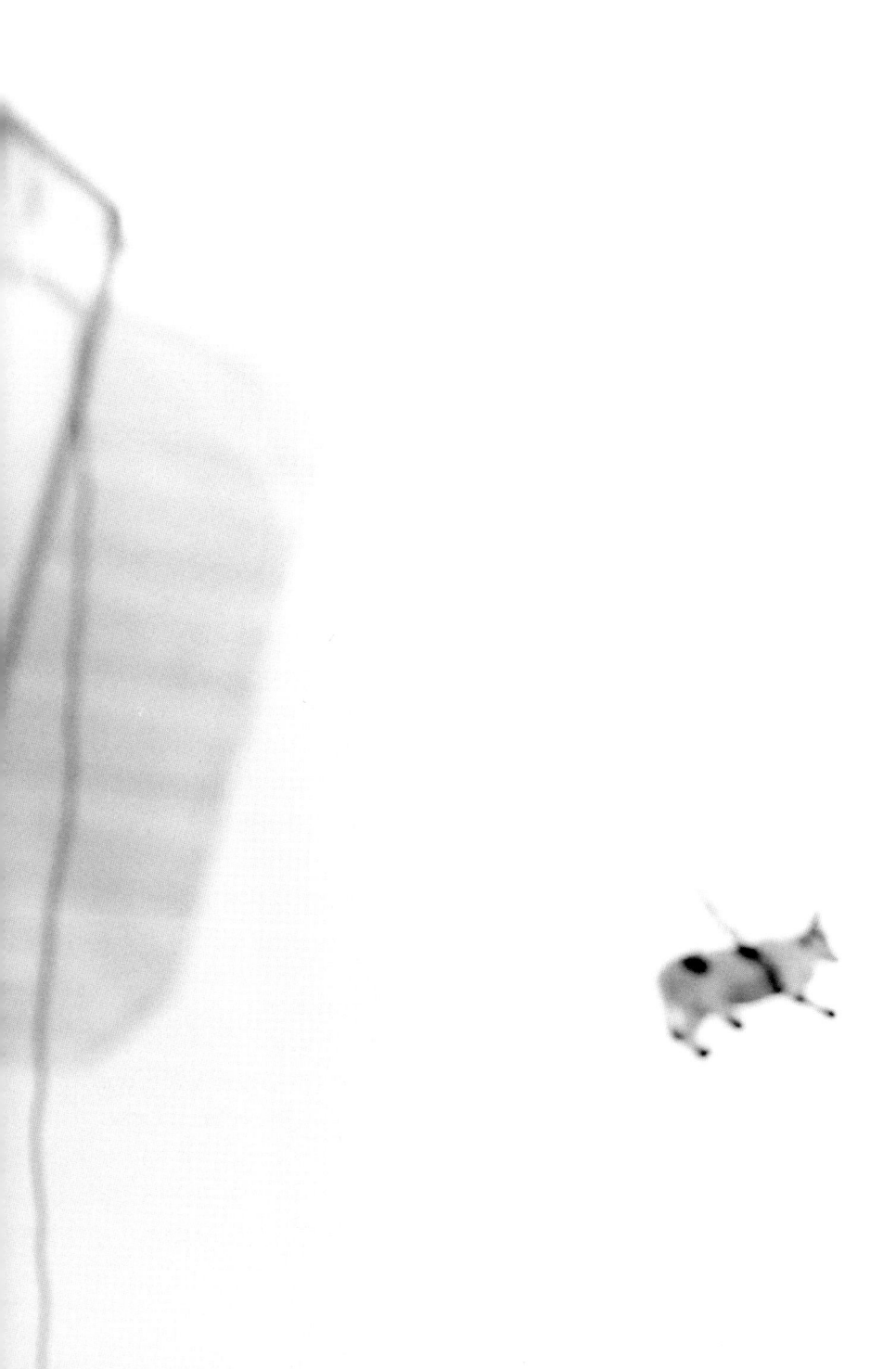

Erste Begegnung

// 4.9.2015 //

✉ *Lieber Dr. Kissling –*

Ich schreibe Ihnen, um mich für das Büchlein »Qualität in der Medizin«[1] zu bedanken. Ich habe mich wirklich außerordentlich gefreut, dass Sie an mich gedacht haben, und ich habe das Büchlein mit großem Interesse gelesen. Viele der aufgegriffenen Themen wie Kommunikation, interdisziplinäre Zusammenarbeit, Ethik, Fehlerkultur, Gesundheitspolitik und patientenzentriertes Arbeiten sind für mich wichtig, und manchmal haben Sie (oder Andrea Abraham, die Ko-Autorin) mir richtiggehend aus dem Herzen gesprochen. Ich freue mich über die aktuellen Bestrebungen, das Programm im Medizinstudium anzupassen; mehr Wert zu legen auf eine Ausbildung in den genannten Themen und Fähigkeiten.

Ich bin 2012 mit viel Fachwissen von der Universität in die Berufswelt eingetaucht – wie sich bald zeigen sollte, nur eine von diversen Kompetenzen, die eine Assistenzärztin haben muss. Und natürlich war es nicht einfach: Zu Beginn war ich dermaßen mitgenommen vom Alltag in der Klinik, dass ich

kaum je eine Sekunde übrig hatte, über den Tellerrand hinaus-
zuschauen.

Über meinen bisherigen beruflichen Werdegang hat Sie
wohl meine Großmama – Ihre Patientin – weitgehend infor-
miert. Zum Einstiegsjahr war ich in Heiligenschwendi in der
Rehaklinik und seit 2014 jetzt im CHUV,[2] ein Jahr in der Inneren
Medizin und jetzt gerade sechs Monate in der Palliativmedizin (bei Professor Gian Domenico Borasio). Und ich freue mich
außerordentlich, denn danach (ab November 2015) werde ich
zurück in der Allgemeinen Inneren Medizin eine Teilzeitstelle
haben (60 %) und mich zusätzlich 20 % als Generalsekretärin der
Sektion Waadt des VSAO[3] engagieren. Also endlich mehr Kapa-
zität, um über den Tellerrand hinauszublicken, wie ihr das in
eurem Buch tut.

Mein Berufsziel ist Hausärztin, vielleicht mit dem Schwer-
punkt Palliativmedizin (wie Professor Borasio in seinem Buch
»Über das Sterben«[4] richtig bemerkt, sind die beiden Diszipli-
nen in ihrem Ansatz eng verwandt). Mein nächster Programm-
punkt nach der Zeit in der Romandie ist deshalb die Praxisassistenz in Bern.

Noch einmal vielen Dank für das Buch, es ist eine echte Be-
reicherung und gibt viele Denkanstöße. Es hat mich wirklich
besonders gefreut, hat der Autor persönlich an mich gedacht.

Ich wünsche Ihnen alles Gute und schicke liebe Grüße vom
Genfersee – *Lisa Bircher*

// 1.11.2015 //

✉ *Liebe Lisa* – gestatte mir das Du.
Vielen Dank für deinen Brief, den du mir Anfang September
geschickt hast. Ich nehme an, dass deine Großmama dir mitgeteilt hat, wie sehr ich mich über deinen Brief und deine
Rückmeldung zum Buch gefreut habe.

Es waren sehr dichte Monate, und so komme ich erst jetzt dazu, dir persönlich zu schreiben. Du hast ein sehr gutes Curriculum zusammengestellt: Rehabilitationsklinik zum Einstieg, dann Innere Medizin, Palliativmedizin bei Professor Borasio und wieder Innere Medizin in Teilzeit mit einem politischen

> **Die jungen ÄrztInnen werden an den meisten Arbeitsstellen zu sehr sich selbst überlassen.**

Engagement beim Verband Schweizerischer Assistenz- und Oberärztinnen und -ärzte VSAO mit Planung einer Praxisassistenzstelle in einer Hausarztpraxis. Es ist toll, dass du dich im VSAO einsetzt. Eine solche Tätigkeit ist sehr interessant, weitet den Horizont enorm und schafft ein wertvolles Netzwerk mit vielen Persönlichkeiten des Gesundheitswesens.

In deinem Brief zählst du treffend auf, was in der Aus- und Weiterbildung für das Arztwerden zu wenig gewichtet wird. Ich finde es sehr gut, dass du dir dessen bewusst bist. Ich vermute, dass nicht wenige junge ÄrztInnen dessen nicht gewahr sind. Insbesondere der Kommunikation, die das A und O in der Arzt-Patienten-Beziehung ist – und die Beziehung zur Patientin, zum Patienten ist das A und O für eine erfolgreiche und sinnvolle Behandlung –, wird während der Weiterbildung zu wenig Aufmerksamkeit geschenkt. Die jungen ÄrztInnen werden an den meisten Arbeitsstellen zu sehr sich selbst überlassen. Die PatientInnen sind mit den komplexesten Problemen nur sehr kurz im Spital, werden während dieser Zeit zudem nicht selten von verschiedenen ÄrztInnen betreut und entsprechend zu sehr »disease«-bezogen, medizinisch-technisch behandelt. Der Person der Patientin oder des Patienten kann so nicht der ihr oder ihm zustehende zentrale Stellenwert gegeben werden. Wenn Andrea Abraham und ich mit unserem Büchlein anstoßen können, dass diesen oft fehlenden Elementen eine höhere Priorität beigemessen wird, dann sind wir äußerst glücklich.

Für mich rückt das Ende meiner eigenen Hausarztpraxis am Elfenauweg 6 in die Nähe. Am 18. Dezember 2015 wird mein letzter Sprechstundentag sein. Ab 1. Februar 2016 werde ich dann für wahrscheinlich noch drei Jahre bei meinem Nachfolger in der ElfenauPraxis in einem Teilzeitpensum von 50% arbeiten, eine neue Ära zum Abschluss meines Berufslebens. Ich freue mich auf das Neue, in der Praxis und in einem neuen Lebensabschnitt mit viel freier Zeit, die ich nun über 30 Jahre lang immer nur in kleinen Portionen hatte und der ich mich vielleicht langsam annähern muss.

Ich wünsche dir viel Freude in deinem Beruf.

Herzliche Grüße – *Bruno*

P.S.: Noch etwas: Kennst du den Verband junger Hausärztinnen und Hausärzte Schweiz JHaS?[5] Der Verband begleitet junge HausärztInnen und Studierende mit Interesse an Hausarztmedizin während der ersten fünf Praxisjahre. Er organisiert lokale Treffen, führt einen eigenen Jahreskongress durch und pflegt eine internationale Vernetzung.

// 20.11.2015 //

⊠ *Lieber Bruno –*

Vielen Dank für dein Mail, ich habe mich sehr gefreut.

Seit dem ersten November bin ich nun in meinen neuen Funktionen wieder auf der Inneren Medizin tätig, »en train de courir à gauche et à droite«, aber zum Glück nur noch an drei Tagen die Woche. Ansonsten fasse ich Fuß in der neuen Funktion der Generalsekretärin der Association suisse des médecins assistant(e)s et chef(fe)s de clinique, section Vaud ASMAV,[6] was wirklich eine gefreute Sache ist. Viele Herausforderungen kommen auf mich zu, nur schon zu verstehen, wer wer ist im Gesundheitssystem im Kanton Waadt. Aber du hast völlig recht, es ist eine großartige Horizonterweiterung, in dieser Position komme ich in Kontakt mit den »Chefetagen« – eine unbekannte Welt. Das kommt mir schon ein wenig komisch vor, aber es ist wirklich sehr interessant und lehrreich.

Ich wünsche dir ganz herzlich alles Gute für den Finish in deiner eigenen Praxis und einen guten Neuanfang in der Praxis Elfenau.

Alles Gute und noch einmal vielen Dank – *Lisa*

P.S.: Klar kenne ich die Jungen Hausärztinnen und -ärzte Schweiz JHaS, ich bin Mitglied und gehe jedes Jahr mit Freude an den Kongress. Gehst du manchmal auch? Vielleicht laufen wir uns ja nächstes Jahr über den Weg.

// 21.11.2015 //

✉ *Liebe Lisa –*

Schön, deine neue berufliche Tätigkeit auf zwei Schienen, einerseits für die Kranken, andererseits für jene, die diese Kranken behandeln, damit diese berufliche Voraussetzungen haben, unter denen es ihnen selber gut geht und sie so den Kranken besser helfen können.

Ich erinnere mich an meine Startzeit als Vorstandsmitglied (1995–2003) der Schweizerischen Gesellschaft für Allgemeinmedizin SGAM,[7] an meinen dröhnenden Kopf ob all der Begriffe und Namen und Institutionen, und wie ich dann lernte, immer virtuoser mit diesen umzugehen.

Es ist spannend, hinter die Kulissen zu sehen, die Entscheidungsträger verstehen zu lernen und ein riesiges nationales und internationales Netzwerk aufzubauen; Worte und Taten der anderen Parteien in die Waagschale zu legen und festzustellen, dass die Worte oft gewichtiger sind als die Taten. Zudem ist es lehrreich, den langen Weg und das oft unerträglich langsame Vorankommen von Veränderungen mitzuerleben und zu gestalten, bis dann manchmal etwas plötzlich wie selbstverständlich da ist, worum man unsäglich lange streiten musste. Die Beziehung unter den Mitgliedern von verschiedenen Parteien fördert die unterschiedlichen Ideen mehr als noch so gescheite und noch so hervorragend vorgetragene Argumente – die Tätigkeiten als Ärztin und Mandatsträgerin verleihen sich dabei gegenseitig Flügel.

Ich wünsche dir viel Freude bei deinen Tätigkeiten.

Ich war schon zwei- bis dreimal am JHaS-Kongress. Ich bin nicht sicher, ob ich in diesem Jahr dort sein werde.

Sicher werden wir uns begegnen.

Herzlich – **Bruno**

20 Sekunden für Empathie

// 26.1.2016 //

✉ *Lieber Bruno* –

Spannend, was du beschreibst vom Beginn deiner Vorstands-
zeit bei der SGAM – ich fühle mich wirklich manchmal auch so
bei meiner Arbeit bei der ASMAV und beim Zentralvorstands-
treffen des VSAO. Ich bin aufgeregt, ein kleiner Teil eines großen Ganzen zu sein, in dem wichtige Sachen diskutiert und
entschieden werden. Und wie du sagst, diese Connections sind
wichtig, um viel einfacher an das ranzukommen, was man
will: Plötzlich ist vieles verhandelbar, was vorher unmöglich
war. Das ist übrigens für mich auch eine wichtige Lektion aus
dem Spitalleben (was man da »by doing« alles lernt, wovon im
Studium nie die Rede ist und was auch für das restliche Leben
von großem Nutzen ist): Nimm nie ein Nein für ein Nein – alles
ist verhandelbar. Verhandeln, eine überlebenswichtige Fähigkeit der Spitalärztin (für ihr eigenes Überleben und das ihrer
PatientInnen).

Nun zu einem persönlichen Update: Die letzten zwei Monate waren bewegt für mich, ich habe mich nämlich entschie-

den, meinen Job im Centre Hospitalier Universitaire Vaudois CHUV, Universitätsspital Lausanne, auf der Inneren Medizin vorzeitig niederzulegen, weil diese Arbeit für mich einfach nicht stimmt. Ich dachte (ein Denkfehler), mit 60 % wäre eine gute Balance gefunden, aber ich habe schnell und deutlich gemerkt, wenn die Arbeit an sich nicht stimmt, der Inhalt der Arbeit und die Aufgaben, die mir zufallen, dann geht das für mich nicht. Für mich stimmt in dieser universitären Inneren Medizin einfach die Basis nicht. Wir sind zu weit entfernt von den Patienten, zu sehr beschäftigt mit Untersuchungen und Behandlungen. Und die Art zu arbeiten (ständige Unterbrechungen, ständig schon beim Nächsten und nie bei dem, was man gerade macht) widerspricht einfach jeglicher Arbeitsergonomie und ist eindeutig abträglich für meine Gesundheit. Da werde ich nicht glücklich, und deshalb habe ich für mich beschlossen: Es reicht.

Jetzt mache ich eine Pause. Ich behalte den Job beim VSAO und baue ihn vielleicht aus, bilde mich weiter in der Medizin und anderswo, lege mir einen Garten an und gehe in die Welt. Durchatmen, zur Ruhe kommen, in Kontakt kommen, mit mir,

> **Wir sind zu weit entfernt von den Patienten, zu sehr beschäftigt mit zu vielen Untersuchungen und Behandlungen.**

mit meinen Freunden, meiner Familie, der Natur. Weg von den Gedanken, Konzepten, hin zu den Gefühlen und zum Erleben. Vom Kopf zum Herz, das ist der Plan. Ich freue mich! Es fühlt sich genau richtig an. Und ab Januar 2017, Praxisassistenz. Wieder eine neue Welt, die es zu entdecken gilt.

Jetzt hab ich viel von mir erzählt – wie ist es dir mit dem Übergang von der eigenen in die Gruppenpraxis ergangen? Ich hoffe, du kannst deine neuen Freiheiten genießen. Obwohl, im Moment gibt es sicher noch viel zu tun?

Ich wünsche dir einen ganz schönen Tag und bis bald – *Lisa*

✉ *Liebe Lisa* –

Schön, von dir zu hören. Nicht nur schön ist aber, was du schreibst. Es ist bedauerlich, dass du deine Stelle am CHUV quasi fluchtartig verlassen musstest.

Ich hörte in der letzten Zeit von einigen jungen Ärztinnen und Ärzten über die Unerträglichkeit der Arbeit in den Spitälern. Es scheint mir, dass es sich manchmal um mangelnde Klinikführung handelt; dann um ein krasses Missverhältnis zwischen administrativen Aufgaben und effektiver Arbeit mit den PatientInnen – zu Ungunsten der Patientenbetreuung – bei immer kürzeren Hospitalisierungszeiten; manchmal um strukturelle Probleme mit einem völlig ungeeigneten IT-System; manchmal um unerträgliche Arbeitszeiten; oder regelmäßige Eingriffe in die Reihenfolge auf der Diagnoseliste aus merkantilen Gründen durch das Tarif-Controlling; manchmal ist es auch die Kollegialität, wobei diese meistens als gut bezeichnet wird. Zeit für die betreute Weiterbildung der Assistentinnen und Assistenten fehlt jedoch sehr oft. Das wurde mir kürzlich auch von einem Chefarzt, den ich damit konfrontiert habe, bestätigt. Auch die Chefinnen und Chefs sind nicht glücklich über die Situation. Die Weiterbildungspflicht lässt die jungen Leute ausharren. Aber es läuft einiges schief, habe ich den Eindruck.

Ich glaube nicht, dass das so sein müsste. Auf allen Ebenen scheinen alle Zwängen zu unterliegen, die durchaus reflektiert werden könnten und müssten. Ich habe den Eindruck, dass es einen erneuten Aufstand[8] der Assistenzärztinnen und -ärzte braucht, der diesmal auf die Qualität der Weiterbildung zielt:

Ich meine die fachliche und menschliche Betreuung der Assistentinnen. Ein solcher Aufstand hätte jedoch tief reichende Konsequenzen für die Spitalstruktur. Das »Keine-Zeit-Haben« auf allen Ebenen ist irgendwie hausgemacht und strukturell verankert. Die Gründe liegen meiner Meinung nach einerseits im monetischen Bereich: Möglichst viele Konsultationen und Untersuchungen sollen im eigenen Haus vorgenommen werden. Andererseits dürften sie aber auch tief in der spezialärztlichen Denkweise verankert sein, ich denke zum Beispiel an unnötige Nachkontrollen. Meistens handelt es sich um starre Algorithmen. In den Berichten werden diese zementiert, beispielsweise mit dem Satz »spezialärztliche Nachkontrolle in einem Jahr« – unabhängig von den Symptomen, in aller Regel auch ohne gesundheitliche Bedeutung für die PatientInnen. Mehr und mehr werden bereits Folgedaten in die Agenden der Spezialambulatorien eingeschrieben. Über diesen Auftrag könnte man sich als Hausarzt natürlich hinwegsetzen; die Patientin, der Patient wurden jedoch selbst bereits mündlich auf die Wichtigkeit dieser Nachsorgeuntersuchung hingewiesen. Sie oder er will das Beste für sich, das ist verständlich. Ein

> **Ich habe den Eindruck, dass es einen erneuten Aufstand der Assistenzärztinnen und -ärzte braucht, der diesmal auf die Qualität der Weiterbildung zielt: Ich meine die fachliche und menschliche Betreuung der AssistentInnen.**

Abdriften davon würden die Patientin, der Patient als Entzug einer nötigen Maßnahme empfinden. Zumindest bräuchte es einen großen Erklärungsaufwand – und wenn dann trotzdem einmal etwas schiefliefe ... In aller Regel hätten diese zeitintensiven und ressourcenverbrauchenden Nachkontrollen keine Wirkung auf die Gesundheit der PatientInnen. Ob es darüber Forschung gibt, weiß ich nicht. Jedenfalls ist es ein enormer Zeit- und Personalaufwand, verbunden mit großer Hektik, für meistens nicht mehr als eine falsche Sicherheit. Es ist Einsatz von viel Zeit, die anderswo fehlt, z.B. für die persönliche Betreuung der AssistentInnen in Weiterbildung. Für uns Hausärzte ist dies ebenfalls stark spürbar, vor allem durch meistens unendlich lange Wartezeiten bei Neuanmeldungen.

Schön, dass du in deiner sehr interessanten berufspolitischen Tätigkeit an wichtigen Veränderungen mitwirken kannst.

Herzlich – *Bruno*

✉ *Lieber Bruno* –

Vielen Dank für deine ausführliche Antwort. Einige Gedanken dazu: Woran liegt sie, die Unerträglichkeit der Arbeit im Spital? Für mich ist es das Gesamtpaket, das aus ganz vielen kleinen und auch größeren Schwierigkeiten besteht, die immer mehr an meinen Nerven gesägt haben.

Wenn ich zurückschaue, kann ich meinen Parcours im CHUV etwa folgendermaßen zusammenfassen: Zu Beginn war es schwer, nach nur einem Monat war ich nahe am Burn-out. Ich habe an mir gezweifelt: Kann ich das? Man kann das wohl Burn-out nennen, oder Anpassungsstörung oder vielleicht auch Lebenskrise. Klar ist, dass hohe Anforderungen auf hohe Ansprüche meinerseits trafen. Auf der einen Seite musste ich tagtäglich medizinisch komplexe und emotional anspruchsvolle Situationen meistern: kompetent und ruhig mit gestressten PatientInnen und Angehörigen sprechen, obwohl ich mich gerade weder kompetent noch ruhig fühlte und noch nichts zu Mittag gegessen hatte; gestresste KollegInnen anrufen, um ihnen weitere Arbeit aufzuhalsen, und dabei innerhalb der ersten dreißig Sekunden genau jenes Argument vorbringen, das sie davon überzeugt, dass sie mich nicht abwimmeln können; kleinere Aufgaben an genervte SekretärInnen zu delegieren versuchen, was etwa gleich viel Zeit in Anspruch nimmt, wie wenn ich sie schnell selbst erledigen würde. Das alles und noch viel mehr in einem hohen Rhythmus von wechselnden Tätigkeiten mit langen Arbeitstagen und wenig Pausen und mit insgesamt sehr hoher Wahrscheinlichkeit, dass einiges schiefläuft. Alle diese Faktoren trafen auf meine liebste Strategie aus Schule und Studium, nämlich alles möglichst gut zu machen, alles im Griff zu haben. Und natürlich bin ich sensibel: Ich habe gemerkt, das läuft nicht gut, diese Patientin ist nicht zufrieden, jener Kollege hat sich aufgeregt. Also hab ich mich noch mehr angestrengt, und die Tage wurden noch länger. Aber es ging halt nicht. Nach nur einem Monat musste ich die Waffen strecken und sagen: Ich kann nicht mehr. Meine herkömmlichen Strategien funktionieren nicht, ich brauche Hilfe.

Ich konnte zum Glück offen darüber sprechen, habe mich nicht geschämt – das war meine Rettung. Mein Umfeld hat gut reagiert, sowohl bei der Arbeit wie privat. Ich wurde kurzzeitig entlastet, und es kam nie zur Arbeitsunfähigkeit. Erst im Nachhinein habe ich gemerkt, wie gut die Chefinnen oder Chefs und OberärztInnen dieses Burn-out-Lied schon kannten. Wie sie bereits bestens wussten, wie es läuft. Von Erstaunen keine Spur. Aber sie haben gut reagiert, das muss ich sagen, ich habe mich gestützt gefühlt.

Danach ging es aufwärts, langsam, und es wurde mir klar: Ja, ich kann das, ich kann in diesem System funktionieren – und vieles, was schiefläuft, liegt nicht an mir. Ich kann in dem System funktionieren, wenn ich denn will. Und jetzt, nachdem ich im November nach sechs Monaten in der Palliativmedizin wieder auf die Innere Medizin zurückgekommen bin, hab ich die Antwort bekommen, und sie ist mehr als klar: Das will ich nicht. Ich bin zufrieden mit meiner Entscheidung zu gehen. Aber genau genommen hatte ich gar keine Wahl, die körperliche und die emotionelle Reaktion waren so stark, ich konnte sie nicht ignorieren. Ich war wütend, dass uns das zugemutet wird. Ich kann es einfach nicht mehr ernst nehmen: auf der einen Seite die höchsten Anforderungen an die Qualität unserer Arbeit, auf der anderen Seite das ständige Sich-sagen-lassen-Müssen, man sei zu wenig effizient, zu langsam. Irgendetwas geht nicht auf.

Ein Beispiel: Wir nehmen beim Projekt *Progress!* teil, einem Pilotprogramm der Stiftung Patientensicherheit[9] für sichere Medikation an Schnittstellen. Dabei müssen wir einen systematischen Medikamentenabgleich für jeden Patienten über 65 Jahren durchführen, der neu in unsere Station eintritt; minutiös, mit mehreren Quellen und im Gespräch mit dem Patienten. Geschätzte Dauer pro Patient: 30–45 Minuten. Die Chefs sagen: »Ja, wir wissen, dass das mühsam ist, aber die Direktion hat uns das auferlegt, wir haben keine Wahl. Wir haben das Geld, um euch die Überzeit zu bezahlen.« Unsere Chefs wissen, dass wir sowieso systematisch Überzeit machen. Sie haben es eigenhändig in einer Studie erhoben und publiziert:[10] An 66 Schichten, vor allem Tag- und einigen Abendschichten, wurde während der ganzen Schicht (mittels Erfassung auf iPad durch StudentInnen) ausgewertet, was die Assistenzärztin, der Assistenzarzt gerade tun und wie lange. Die durchschnittliche Dauer der Tagschichten betrug 11,6 Stunden. Das bedeutet 1,6 Stunden Überzeit pro Tag.

Die Unerträglichkeit der Arbeit im Spital, woran liegt sie also? Die Dauer der Arbeitstage ist eine Sache, vor allem aber hat sie zu tun mit der Frage nach dem Sinn der Arbeit. Damit hängt auch die Qualität zusammen: Leisten wir gute Arbeit? Macht das Sinn, was wir machen? Machen wir Medizin um der Medizin willen oder um der Menschen willen?

Bei meinen Chefs habe ich manchmal das Gefühl, sie wollen einfach zu viel. Du sprichst von der Weiterbildung. Die medizinisch-fachliche Weiterbildung wird bei uns großgeschrieben, sie ist inhaltlich hervorragend, und es gibt reichlich davon: Wir haben jeden Tag ein bis zwei Weiterbildungsgefäße à

> **Machen wir Medizin um der Medizin willen oder um der Menschen willen?**

30–60 Minuten, zusätzlich zweimal pro Woche die Grande Visite (Chefvisite). Jeder Chef- und auch jeder Oberarzt sind bereit, dir noch im größten Stress einen Sachverhalt ausführlich zu erklären. Was das Menschliche betrifft: Wir werden sehr anständig behandelt, unsere Chefs sind ehrlich darauf bedacht, uns etwas zu lehren, und achten darauf, dass etwas aus uns wird. Deshalb bin ich nicht sicher, ob es einen Aufstand für die Weiterbildung braucht.

Doch vielleicht braucht es trotzdem einen Aufstand, aber in einem anderen Sinn: Unsere Stellen sind einfach keine richtigen Weiterbildungsstellen. Also doch, es sind Weiterbildungsstellen, aber dies zusätzlich zu einem 100%-Pensum. Konkret heißt das z.B. für einen Dienstag:

8.00–8.15 Uhr: Morgenübergabe
8.15–8.45 Uhr (oder 9.00 Uhr): Teaching Round
9.15–10.30 Uhr: die erste Hälfte der Visite
10.30–11.30 Uhr (oder 12.00 Uhr): Chefvisite
Anschließend bis 13.00: Rest der Visite
14.00–14.30 Uhr: Röntgenrapport

14.30–14.45 Uhr: *Colloque social* [↗]
Besprechung mit der Oberärztin, 30–45 Minuten
16.00–16.30 Uhr: *Kardex-Visite* [↗]

Wegen des strikten Zeitplans fällt es zum Beispiel schwer, Telefonate zu den Bürozeiten zu machen, einen Eintritt zu machen, eine Familie zu sehen, einen Patienten zu entlassen. Ja und dann, am Ende des Tages, wenn ich schon fast ohnmächtig bin vor Erschöpfung, noch Verlaufseinträge und Briefe zu schreiben.

Und dann sagt mir mein Oberarzt: »Also, die Visite geht von 9.15 bis 11.00 Uhr, das sind 105 Minuten. Du hast zehn Patienten, fünf Minuten kannst du abziehen für Unvorhergesehenes, dir bleiben zehn Minuten pro Patient, das muss reichen. Du musst effizient sein. Sonst ist es kein Wunder, wenn du abends immer länger bleiben musst.«

Zehn Minuten pro Patient: für alte Patienten, die ihr Hörgerät und ihre Brille zuerst noch suchen müssen; für verwirrte, fremdsprachige, verängstigte Patienten; für neu eingetretene

| 20 Sekunden für Empathie, oder wie?

Patienten, deren Dossier ich noch nicht gelesen habe; für Patienten, bei denen Komplikationen auftreten; und um sich mit den Pflegefachpersonen zu besprechen; die Laborwerte und Medikamente durchzusehen; mit dem Patienten zu sprechen und ihn zu untersuchen; die Verordnungen zu machen und um empathisch zu sein! Das hat er mir sogar gesagt, der Oberarzt! 20 Sekunden für Empathie, oder wie?

Irgendetwas stimmt da einfach nicht. Ich habe aufgehört, mich auf der Visite zu stressen, und ich finde, das bewährt sich gut. Sie ist schließlich das Herz meiner Arbeit. Stressen, damit ich schneller am Computer sitzen kann? Das sehe ich nicht ein. Klar muss man priorisieren. Aber wir sind in Weiterbildung, wir können nicht von Anfang an das Wichtige vom Unwichtigen trennen wie mit zwanzig Jahren Berufserfahrung. Wir tun unser Bestes, aber es geht nun mal länger.

Weniger ist mehr, möchte ich manchmal schreien, aber eben: Weniger gibt oft mehr zu tun, zuerst. Mit einem unheilbar Krebskranken zu besprechen, wo er steht, wie er seine Krankheit in Bezug auf sein Leben einordnet, was er von der Medizin erwartet und was ihm für seine letzte Lebensphase wichtig ist, das geht länger, als zu sagen: Wir machen jetzt noch eine Drittlinien-Chemo (die weiß nicht wie viele Franken kostet im Monat). Es ist eine Investition, die man macht, präsent beim Patienten zu sein, ihm ohne Telefonunterbruch zuzuhören. Auf die Dauer zahlt sie sich aus. Und ich bin überzeugt, die Gesundheitskosten könnten herunterkommen. Aber es ist echte Arbeit, diese Gespräche zu führen. Sie muss deshalb aufgewertet werden. Melanie Sears betont beispielsweise, dass ÄrztInnen ihren PatientInnen kaum empathisch zuhören, weil sie Angst haben, es könnte zu viel Zeit brauchen.[11] In einem Gesundheitssystem, in dem diese Aussage zutrifft – und so wie ich es erlebe, ist es bei uns so –, ist etwas ganz Grundsätzliches verkehrt, wurde der Kern unseres Metiers nicht richtig verstanden. Wir haben da zu sein und den Patienten beizustehen, zuzuhören, als Berater, als Begleiter. Dass so viel Wert auf technische Medizin gelegt wird und auf das Machen (das passt natürlich gut zu unserem Zeitgeist), ist meines Erachtens ein großer Fehler.

Jetzt hab ich dir mein Herz ausgeschüttet, aber das gibt dir einen Eindruck vom Spitalleben, wie ich es jeden Tag erlebe.

Ich bin gespannt, was du dazu meinst.

Herzlich – *Lisa*

✉ *Liebe Lisa –*

Vielen Dank für dein nächtliches Mail.

Ich schreibe dir meine Antwort schon heute. Es ist Sonntag, schlechtes Wetter, und ich habe gerade etwas Zeit übrig. Ich schätze deine Erlebnisberichte, kritischen Reflexionen und deine emotionale Offenheit außerordentlich. Wir haben uns nun schon einige Mails geschrieben, haben uns sehr persönliche Gedanken zu unserer jeweilige Arbeits- und Lebenssituation mitgeteilt. Du stehst am Anfang deines ärztlichen Lebens, ich am Ende eines langen Arztlebens, das ich mit einem Neubeginn zu Ende führe.

In deinen Zeilen schlägt eine sehr große Hektik durch. Ich suche in deinem Tagesprogramm nach zeitlichen Nischen für die menschliche Betreuung der PatientInnen. Du musst sie irgendwo zusammenstehlen. Es entstehen Überstunden, die dir als ineffizientes Arbeiten angelastet werden. In meinem Brief möchte ich auf zwei Themen eingehen. Zuerst auf die Krankenvisite mit ihren deutlichen Unterschieden zwischen der

> **Du stehst am Anfang deines ärztlichen Lebens, ich am Ende eines langen Arztlebens, das ich mit einem Neubeginn zu Ende führe.**

täglichen Visite durch den Abteilungsarzt und den periodischen Oberarzt- und Chefarztvisiten. Danach auf den Medikamentenabgleich beim Spitalaustritt.

Ich muss gestehen, dass ich seit 1982 nicht mehr in einem Spital gearbeitet habe. Ich weiß also nicht persönlich, wie es heute im Spital abläuft. Indirekt nehme ich jedoch aus meiner hausärztlichen Warte einiges wahr, sei es aus Gesprächen mit meinen Patienten und ihren Angehörigen oder aus Gesprächen mit jungen Kolleginnen und Kollegen, die im Spital arbeiten. Ich weiß, dass heute vieles anders ist. Die Spitalverweildauer ist ungleich kürzer als zu meiner Zeit. Meistens beträgt sie nur drei bis vier Tage. Und sie ist bei den meist *polymorbiden* [↗] Patienten von einer sehr hohen medizinisch-technischen Untersuchungsdichte geprägt. Aufgrund der organisatorischen Abläufe sind meistens mehrere Ärztinnen und Ärzte nacheinander oder nebeneinander für einen Patienten zuständig. Von Familienangehörigen höre ich oft, dass es nicht möglich sei, mit dem verantwortlichen Arzt zu sprechen. Sie kennen nicht einmal seinen Namen. Die Patienten berichten nach dem Spitalaufenthalt, dass immer ein anderer Arzt vorbeigekommen und alles wieder von vorne abgefragt worden sei. Der Austrittsbericht muss, wie mir manchmal scheint, vom letztverantwortlichen Arzt geschrieben worden sein. Vielleicht kannte dieser den Patienten und dessen Verlauf am wenigsten gut. Sicherheitshalber hat er per copy and paste alle Informationen in den Bericht verpackt. Trotz dieser enormen Herausforderungen sind die Patientinnen und Patienten in aller Regel sehr zufrieden. Das bedeutet nicht, dass ich nicht kritisch hinschauen will.

Nach dieser Kontextualisierung komme ich nun zur Krankenvisite. Diese stellt den täglichen Kontakt zwischen dem betreuendem Arzt und dem Patienten dar. Ich möchte diese Begegnung auf ihre unterschiedlichen medizinisch-technischen und menschlichen Aspekte ausloten. Die Visiten, so war es zumindest früher, sind geprägt von medizinisch-technischen Aufgaben. Ich meine damit die Beurteilung des Krankheitsverlaufs. Die Ärztin fragt den Patienten nach seinem subjektiven Befinden. Sie fragt die begleitende Pflegefachperson nach ihren Beobachtungen. Sie untersucht den Patienten. Aus diesen subjektiven und objektiven Befunden schließt sie auf den Verlauf der Krankheit. Falls nötig, verordnet sie Folgeuntersuchungen, die den Heilungsverlauf überwachen. Oder sie verordnet zusätzliche diagnostische Untersuchungen, falls die Krankheit nicht erwartungsgemäß verläuft. Dies sind unerlässliche Elemente, um die Krankheit des Patienten in Feedbackloops zu erfassen und zu behandeln. An den Visiten nehmen immer mehrere in die Behandlung involvierte Personen teil. An der täglichen Abteilungsvisite sind dies normalerweise die betreuende Stationsärztin, die wie du in Weiterbildung ist, und mindestens eine Pflegefachperson. Hier besteht noch eine relativ große menschliche und körperliche Nähe zum Patienten. Die anwesenden Personen sind dem Patienten persönlich bekannt. Sie befassen sich direkt mit ihm, befragen ihn, sprechen mit ihm – auch über sein persönliches Krankheitserleben und seine Lebenssituation – hören ihm zu, berühren, untersuchen und pflegen ihn. Dadurch dürften sie ihm einigermaßen vertraut sein. Die medizinisch-technischen und menschlichen Aspekte halten sich in etwa die Waage.

An den Oberarztvisiten erweitert sich der Kreis durch eine bereits etwas erfahrenere Arztperson auf einer höheren Hierarchiestufe. Der Oberarzt und der Patient kennen sich in der Regel kaum. Die Assistenzärztin berichtet dem Oberarzt über

Das Gespräch wird nicht mit dem Patienten geführt, sondern über ihn (hinweg).

den Krankheitsverlauf, die von ihr erhobenen körperlichen Befunde und persönlichen Details über den Patienten, so weit sie für die aktuelle Krankheit von gewisser Bedeutung sein könnten. Vielleicht überprüft der Oberarzt einen von der Assistenzärztin geschilderten körperlichen Befund, insbesondere dann, wenn die Assistenzärztin in ihrer Beurteilung nicht ganz sicher ist. Der Fokus der Oberarztvisite dürfte mehr auf die Krankheit gerichtet sein als auf den Kranken. Beim »clinical reasoning« am Krankenbett, wie du es nennst, handelt es sich um einen Gedankenaustausch und ein Teaching über die Krankheit des Patienten. Das persönliche Kranksein mit den damit verbundenen Ängsten und Nöten dürfte kaum Platz finden. Das Gespräch wird nicht mit dem Patienten geführt, sondern über ihn (hinweg). Die Fachausdrücke, die der Patient aufschnappt, dürften ihn, zusammen mit den von ihm wahrgenommenen nonverbalen Ausdrucksweisen, wohl eher verängstigen als beruhigen. Der medizinisch-technische Aspekt überwiegt den menschlichen.

Die Chefarztvisite ist eine Prozession durch die Spitalzimmer. Mit der Chefärztin und dem behandelnden Abteilungsarzt an der Spitze eines Gefolges von durchaus mehr als zehn Personen aus den verschiedensten Bereichen, die sich während der Hospitalisierung um die PatientInnen kümmern, und Studierenden. Sie alle scharen sich um das Bett des Kranken. »Rösslispiel« nannten wir dieses einmal wöchentliche Großereignis damals spöttisch. Der Patient kommt während der technischen Stippvisite kaum zu Wort. Er wird zum Objekt. Alles, was medizinisch wichtig ist, rapportiert der Abteilungsarzt der Chefärztin in zusammengefasster Kurzform. Der medizinisch-technische Gehalt überwiegt schwer. Der menschliche Kontakt zum Patienten beschränkt sich auf ein aufmunterndes Wort vom Chefarzt oder eine beruhigende Berührung durch die rapportierende Assistenzärztin.

Dass du das Bedürfnis hast, neben den offiziellen Visiten, Rapporten, Teaching Sessions und Aufnahmen von neuen Patienten dem dir anvertrauten kranken Menschen all diese krankheitsbezogenen medizinisch-technischen Dinge in einem ruhigen Gespräch zu »übersetzen«, allenfalls im Beisein seiner Familie, kann ich sehr gut verstehen. Nur so kannst du mit dem Kranken besprechen, wie die Behandlung weitergeführt werden kann, welche Möglichkeiten für ihn sinnvoll sind, zu seinem Lebenskontext und zu seiner Lebensphilosophie passen, welche Maßnahmen zu Hause getroffen werden müssen, damit der vorgesehene Behandlungsplan zu Hause nahtlos weitergeführt werden kann, unter Einbezug des Hausarztes und allenfalls der Spitex. Ich verstehe umgekehrt deinen Stress, wenn du dafür keinen Zeitraum findest.

Nun zum Medikamentenabgleich: Dieser ist von sehr großer Bedeutung, ganz besonders auch vor dem Spitalaustritt. Und er ist, wie du sagst, zeitintensiv. Der Zeitbedarf richtet sich nicht nach der Effizienz der Assistenzärztin, sondern nach dem Tempo des Patienten oder seiner Betreuenden. Oft handelt es sich um ältere Menschen. Deren Aufnahmefähigkeit ist natürlicherweise verlangsamt oder wegen einer beginnenden Demenz beeinträchtigt. Die Aufregung rund um Krankheit und Spital verschlechtert die Aufmerksamkeit zusätzlich. Ohne das nötige Zeitfenster und eine ruhige Stimmung macht die ganze Maßnahme keinen Sinn. Zudem ist vor allem bei polymorbiden Menschen idealerweise die Anwesenheit eines nahen Familienmitglieds nötig. Ich erlebe als Hausarzt, dass diese Arbeit beim Spitalaustritt oft mangelhaft gemacht wird. Vermutlich aus Gründen fehlender Zeit oder weil sie nicht von einer genügend geschulten oder mit den Problemen des Patienten vertrauten Person vorgenommen wird. Der Medikamentenabgleich kann meiner Ansicht nach nur von einer Arztperson vorgenommen werden. Alle Medikamente, die sich zu Hause befinden, gehören auf den Tisch gelegt. Dies mit gutem Grund, denn Menschen jeden Bildungsgrades können ihre Medikamente kaum je zuverlässig benennen, die Stärke ohnehin nicht, geschweige denn den Namen der Herstellerfirma. Viele Substanzen, die sie ohne Verordnung einnehmen, betrachten sie nicht als Medikamente und erwähnen sie nicht.

Als Hausarzt beobachte ich immer wieder, dass Patienten nach der Spitalentlassung verwirrt sind wegen der Medikamentenverordnung. Dies führt nicht selten zu Notfallkonsultationen, vorzüglich am späten Freitagnachmittag. Es liegt dann ein Sammelsurium von Medikamenten in unterschiedlichsten Verpackungen auf dem Tisch. Dabei werde ich oft selbst davon überrascht, dass ein Medikament, das ich zu einem vorherigen Zeitpunkt verordnet hatte, in unterschiedlichen Verpackungen oder sogar mit verschiedenen Stärken und Namen vorliegt und ich das nicht gewusst hatte. Dies ist möglich, weil die Apotheker nach ihrem Gutdünken Generika für einen Wirkstoff über den Ladentisch reichen dürfen. Dies ist bereits eine vorbestehende Quelle von Verwirrung mit einem Risiko für Falscheinnahmen. Vom Spital wird ein vorbestehendes Generikum nun vielleicht als Originalpräparat mit anderem Namen verordnet. Wegen des bevorstehenden Wochenendes hat das Spital dem Patienten von allen verordneten Medikamenten vorsorglich einige Tabletten in einem angeschriebenen Plastiksäckchen mitgegeben. Am Montag wird er das dazu passende Rezept in der Apotheke einlösen können. Zu seiner Information hat er beim Austritt neben dem Rezept auch eine neue Medikamentendosierkarte erhalten. Diese sieht dem Rezept sehr ähnlich. Nun liegen zwei Medikamentenanleitungen auf meinem Tisch, eine altvertraute, von mir vor dem Spitaleintritt erstellte und eine neue vom Spital. Logischerweise stimmen diese nicht überein. Dazu kommt: Manche Medikamente mit gleichem Wirkstoff heißen anders. Zudem können sie vielleicht eine andere Stärke haben, mit Auswirkung auf die Zahl der einzunehmenden Tabletten. Auch sind sie nicht mehr in der vertrauten Reihenfolge aufgelistet. Dasselbe wiederholt sich bei einem polymorbiden Patienten für viele weitere Medikamente. Unter den Papieren liegt auch ein Kurzaustrittsbericht. Dieser enthält für mich als nachbetreuender Hausarzt hilfreiche Informationen über den Verlauf im Spital und die vorgeschlagene Nachbehandlung. Die dort geschriebene Medikamentenliste entspricht jedoch vielleicht nicht genau den Angaben auf der Medikamentendosierkarte und dem Rezept. Nun habe ich auch als Arzt ein Problem – es herrscht die totale Verwirrung. Es braucht umfassendes Wissen, um für den Patienten klare Verhältnisse und klare Entscheidungen zu schaffen. Das heillose Durcheinander erzeugt außerdem ein hohes Gesundheitsrisiko für den Patienten: Nicht selten habe ich erlebt, dass ein verunsicherter Patient erst zwei Wochen nach Spitalaustritt in die Sprechstunde kam und inzwischen zu Hause einfach wieder die alten Medikamente seines Doktors und nicht die vom Spital eingenommen hatte – in der Dosis, unter der sich sein Gesundheitszustand destabilisiert hatte und er ins Spital eingeliefert werden musste.

Ich stimme dir uneingeschränkt zu, dass diese Arbeit nicht einfach zwischendurch und von irgendwem gemacht werden kann. Sie muss ein fester Bestandteil bei der Patientenbetreuung sein und mit einer genügend großen Zeitreserve versehen werden. Die *Progress!*-Studie dürfte dies bestätigen.

Ich freue mich auf deine Antwort.

Herzlich – **Bruno**

Der Spitalalltag im Wandel der Zeit

// 1.4.2016 //

✉ *Lieber Bruno –*

Endlich habe ich die Zeit gefunden, dir zu schreiben. Nur noch drei Tage arbeiten im CHUV, dann hab ich endlich frei. Quel bonheur! Es war viel los in den letzten Monaten, vielleicht hat es meine liebe Großmama erzählt, ihre Schwägerin, meine Patentante und Großtante, ist Anfang März gestorben. Sie war zu Hause, wie es ihr Wunsch war, umsorgt von der Spitex, und wir waren auch alle da – es war fast schön. Und doch schwer; für mich war es das erste Mal, dass jemand gestorben ist, der mir wirklich nahestand.

Ich erzähle dir gerne etwas von der Visite. Jeden Tag mache ich als Assistenzärztin die Visite mit einer, manchmal zwei oder drei verschiedenen Pflegefachpersonen. Wir haben die Anweisung, die Visite in Anwesenheit des Patienten durchzuführen: Studien belegen offenbar, dass die PatientInnen dann zufriedener sind. Sie sehen, dass wir uns um sie kümmern. Nicht alle KollegInnen halten sich daran; ich mache damit gute Erfahrungen, man muss den PatientInnen einfach klar sagen, wie es abläuft: »Guten Tag, wir besprechen die Daten noch kurz und erklären Ihnen dann, was wir besprochen haben.« Dann stehen wir hinter unserem Visiten-Wägelchen mit Laptop und diskutieren über Vitalzeichen und Medikamente. Jüngere PatientInnen werfen hie und da eine Frage ein. Dann wenden wir uns zum Patienten für die Anamnese, die Untersuchung. Für PatientInnen, die schon einige Tage da und aus der Akutphase heraus sind, nehme ich mir einige Minuten Zeit, die Beziehung zu pflegen – über das Leben zu sprechen und nicht über das Kranksein. Zu lachen, wenn es dem Patienten, der Patientin gut genug geht und es mir gut genug geht. Als ich angefangen habe, war ich immer gestresst, wollte schnell vorwärtskommen auf der Visite. Damit habe ich aufgehört. Ich bin halt dann meistens erst nach dem Mittag fertig. Deshalb hab ich immer einen Orangensaft zur Stärkung mit dabei.

Eine Herausforderung ist auch die Zusammenarbeit mit der Pflege. Zu oft, wie wir Ärztinnen und Ärzte, sind die Pflegenden vom Kern ihrer Arbeit – bei und mit den Patienten – abgelenkt. Sie werden überflutet von Millionen von Aufgaben, die sie erledigen müssen: Vitalzeichen messen, Antibiotika hier und da an- und abhängen, Venenzugänge legen, und, vor allem, alles dokumentieren. So kommt es vor, dass mich meine Pflegefachperson auf der Visite gänzlich allein lässt, um mit ihren eigenen Aufgaben vorwärtszukommen. Aber es ist ein falsches Vorwärtskommen, weil er oder sie dann nicht auf dem Laufenden ist. Und oft erhalte ich später von der pflegenden Person einen Anruf, und ich muss gewisse Dinge noch einmal erklären. Ebenso gilt aber, mit einer aufmerksamen und interessierten Pflegefachperson die Visite zu machen, die

Über das Leben sprechen und nicht über das Kranksein.

menschlich nahe bei den PatientInnen ist und mich auf die wichtigen Probleme hinweist – das ist perfekt! So macht das Arbeiten richtig Spaß.

Die Oberarztvisite ist nicht viel anders als meine normale Visite. Die OberärztInnen sehen die PatientInnen nicht jeden Tag, das stimmt, aber oft mehrmals die Woche. Sie kennen die Patientendossiers gut. Die meisten meiner Oberärzte lassen mich mit den Patienten reden und haken dann nach, ob es noch offene Fragen gibt.

Die Chefvisite findet ein- bis zweimal die Woche statt. Wir stellen zwei bis drei ausgewählte »Fälle« vor – jetzt ertappe ich mich dabei, wie die Patienten selbst für mich von Menschen zu Fällen werden. Wir sind zu fünft, höchstens sechs, sieben Personen, und auch hier findet die Visite in der Regel am Bett des Patienten statt. Zuerst stelle ich dem Patienten die anwesenden Ärzte vor und sage ihm auch, dass er mich jederzeit unterbrechen kann, sollte ich eine »bêtise« erzählen. Dann folgt ein medizinischer Monolog zur Krankengeschichte, die ich vortrage. Kein »Karussell«, wie du es beschreibst, oder nur noch ein bisschen.

Etwas sehr Hilfreiches, was mein Chef eingeführt hat, sind Visitenkarten für die AssistenzärztInnen. So gebe ich jedem Patienten, jeder Patientin meine Karte. Sie können meinen Namen nachlesen, und manchmal notiere ich auch meine direkte Nummer. Ich gebe mir Mühe, für die Patienten und ihre Familie erreichbar zu sein – das ist Teil meiner Arbeit, das ist der Kontext meiner Arbeit, ohne den all meine gescheiten medizinischen Überlegungen ohnehin keinen Sinn haben.

Die kritische Reflexion dessen, was im Spital und zwischen der Patientin, dem Patient und der Ärztin, dem Arzt vor sich geht, habe ich übrigens nicht im Studium gelernt (oder nur sehr wenig davon). Hier einige meiner Inspirationen:

Einerseits der Bestseller von Gian Domenico Borasio, der mein Chef war auf der Palliativmedizin in Lausanne: »Über das Sterben«.[12] Das Buch ist an Laien gerichtet, aber es enthält viele Einsichten auch für ÄrztInnen. Was ich jetzt gerade zu Ende gelesen habe und mir wirklich aus dem Herz gesprochen hat: »Medizin ohne Maß?«[13] von Giovanni Maio, einem deutschen Internisten und Ethiker. Das Buch startet mit einem Zitat von Ingeborg Bachmann: »Alles kann nicht alles sein.«

Und hier noch die liebste Studie der PalliativmedizinerInnen (apropos palliative versus kurative Medizin und deren Auswirkungen auf die Lebensdauer): Sie ist 2010 im »New England Journal« erschienen. Eine Gruppe aus Boston konnte zeigen, dass früh einsetzende Palliative Care – und damit, darf man hoffen, mit adäquater Symptombehandlung, biopsychosozialer ganzheitlicher Behandlung und Betreuung nach Prioritäten des kranken Menschen – das Überleben der PatientInnen mit fortgeschrittenem Lungenkrebs um drei Monate verlängern kann.

Nun zum Medikamentenabgleich. Ganz klar: Er ist sehr wichtig. Die *Progress!*-Studie geht in die richtige Richtung. Nur so, wie uns das »angehängt« wurde, zusätzlich zu unseren tausend anderen Aufgaben, ist das für mich eine Karikatur der Qualitätsverbesserung. Es gab vor einem Jahr eine andere Studie[14] in unserer Klinik, für die bei PatientInnen mit Herzschwächen ein systematischer Medikamentenabgleich von einem Pharmakologen durchgeführt wurde. Dieser suchte sich die Informationen beim Hausarzt und der Spitex zusammen und kam mit der fertigen Liste zu uns, um sie mit uns zu besprechen und mit der aktuellen respektive der Austrittsmedikation zu vergleichen. Der Pharmakologe war dann ein »transitional coach« für den Patienten: Er besprach mit ihm die Medikamente in Ruhe, gab einen übersichtlichen Plan ab und rief zu Hause an, um sicher zu sein, dass alle Abläufe korrekt verlaufen. Die Idee war zu schauen, ob eine rasche *Re-Hospitalisierung* [↗] vermieden werden kann. Erste Resultate haben gezeigt, dass das tatsächlich der Fall war. Die Wiederaufnahmen sind in der Anzahl und Dauer gesunken. Die Herzinsuffizienz

> **Viel zu oft sehe ich aber, dass heikle Entscheidungen aus Zeitdruck zu schnell gefällt werden, zu viele Untersuchungen angeordnet werden.**

hat ihren Platz unter den Top Ten der Gründe für eine Re-Hospitalisierung verloren. Dieses Projekt habe ich als große Hilfe und sehr sinnvoll empfunden. Ich glaube nicht, dass es sich lohnt, jedes Cremeli, das die Patientin einmal im Monat aufträgt, zu erfassen (was *Progress!* verlangt). Wenn wir hingegen die Zeit hätten, am Anfang der Hospitalisierung einmal eine vertrauenswürdige Medikamentenliste zusammenzutragen und vor dem Austritt noch einmal darüber nachzudenken, was die Patientin zu Hause alles nehmen soll; die Medikamente ausführlich mit der Patientin zu besprechen und den Hausarzt anzurufen – ja das würde die Qualität unserer Arbeit verbessern, ganz klar.

»Ihr müsst euch die Zeit nehmen«, wirst du mir sagen, »was ist es denn, wenn nicht genau das, eure Arbeit?« Ich bin völlig einverstanden. Ich habe in den zwei Jahren auf der akuten Inneren Medizin im Universitätsspital meine Arbeitsweise zunehmend umgestellt, um mich auf die Dinge zu konzentrieren, die wirklich wichtig sind: Den Patienten auf eine Art und Weise zu behandeln, die ihm in seinem Gesund- und Kranksein entspricht, damit er versteht, was vor sich geht, und wenn möglich für sich selbst entscheiden kann, sodass die Behandlung nach dem Austritt anhält. Wenn ich dabei von meinem Ober- und Chefarzt unterstützt werde, dann funktioniert das richtig gut, und ein großer Teil der Hektik fällt weg. Viel zu oft sehe ich aber, dass heikle Entscheidungen aus Zeitdruck zu schnell gefällt werden, zu viele Untersuchungen angeordnet werden. Das führt dazu, dass sowohl die Ärztin als auch die Patientin in all der Technik zu ertrinken drohen und niemand mehr die Zeit hat, über die wirklich wichtigen Fragen zu sprechen: Was ist mir im Leben wichtig? Wie gehe ich mit der neuen Situation, der Krankheit um? Wie verarbeite ich den zunehmenden Verlust meiner Autonomie? Wie geht es meiner Familie damit?

Unsere Chefs sagen immer: »Jammert nicht, ihr habt es schon viel besser, als wir es hatten.« Wie war es denn früher, im Spital? Auch so hektisch? Auch so lange Tage? Erzähl doch ein bisschen. Das interessiert mich wirklich.

Herzlich – *Lisa*

// 2.4.2016 //

✉ *Liebe Lisa* –

Schön, von dir zu hören. Gut, dass sich dir nun ein Zeitfenster öffnet, in dem du wieder etwas Luft kriegst zum Leben neben dem Beruf.

Es ist bewegend, wie du den Tod deiner Patentante und eure nahe Begleitung beschreibst. Sterben kann oft ganz ruhig verlaufen. Das ist tröstlich. Eine wichtige Hilfe für sie war sicher, dass ihr sie so nahe begleiten konntet.

Nach zwei Monaten habe ich mich schon recht gut in der neuen Praxis eingelebt. Einleben bedeutet für mich vor allem

> **Es entsteht eine Art Ko-Produktion der Krankenakte durch Arzt und Patient.**

der patientenfreundliche und zunehmend auch virtuosere Umgang mit dem Computer im Sprechzimmer. Ich habe dieses Thema an verschiedenen Treffen mit älteren und jungen KollegInnen diskutiert. Der Computer wird sehr unterschiedlich eingesetzt, oft innovativ, gelegentlich sogar als Kommunikationspartner und -medium. Der Arzt spricht laut aus, was er über den Konsultationsanlass, die erhobenen Befunde, Interpretationen und Therapievereinbarungen schreibt. Dies erlaubt dem Patienten zu überprüfen, was der Arzt über ihn und sein Problem verstanden hat. Wo nötig, kann er Ergänzungen und Korrekturen anbringen oder Fragen stellen. Es entsteht eine Art Ko-Produktion der Krankenakte durch Arzt und Patient. Im Spital ist das sicher etwas anders, da – so stelle ich es mir vor – die Notizen erst nach der gesamten Visite im Assistentenbüro gemacht werden.

Gerne erzähle ich dir nun aus meiner Zeit als Assistenzarzt in diversen Spitälern während meiner Weiterbildungszeit zum Facharzt für Allgemeinmedizin in den Jahren 1977–1982.

Ich begann mit einem Jahr *Pathologie* [↗]. Damals wurden noch sehr viele Menschen, die im Spital verstorben sind, autopsiert. Danach verbrachte ich ein Jahr in einer Höhenklink, wo wir neben der Behandlung von Patienten mit offenen Tuberkulosen auch in der Rehabilitations- und Palliativmedizin sowie in der lang dauernden Nachsorge von chronisch Kranken und in der Therapie von Suchtkranken tätig waren. Es folgten ein Jahr in Allgemeiner Chirurgie und eineinhalb Jahre in Innerer Medizin in einem Kantonsspital, ein Vierteljahr in einer universitären Hals-, Nasen-, Ohrenklinik und mehr als ein Jahr in einer universitären Klinik für *Neurochirurgie* [↗]. Mit diesem Paket an Wissen und Können habe ich im Herbst 1982 meine Hausarztpraxis in Bern eröffnet.

Unsere Arbeitstage im Spital waren lang, sie dauerten zehn bis zwölf Stunden. Die Nachtdienste teilten wir untereinander auf, in der Regel als Tag-Nacht-Tagdienste in einer durchgehenden 36-Stundenschicht. Während der Dienstnächte konnten wir uns zwischendurch schlafen legen. Manchmal blieben wir ganze Nächte ungestört. Das zeigt, dass die Notfallstationen zu jener Zeit nicht so überlaufen waren wie heute. Die Leute riefen auch in der Nacht immer zuerst ihren Hausarzt oder den diensthabenden Hausarzt ihrer Wohngegend an. So wurden die meisten Patienten am Tag hospitalisiert. Meistens kamen sie, auch in klinisch schweren Zuständen, als reguläre Eintritte direkt auf die Abteilung. Dort wurde das Aufnahmeprozedere von den Abteilungsschwestern und vom Abteilungsarzt, der sie dann während der Hospitalisierung betreute, vorgenommen.

Die medizinisch-technischen Möglichkeiten im Spital waren im Vergleich zu heute sehr bescheiden. Im Spital gab es ein analoges Röntgengerät, wie sie damals auch in fast allen Praxen im Einsatz waren. Das Spitalgerät war jedoch technisch besser und erlaubte neben den Standardröntgenaufnahmen von *Thorax* [↗], *Extremitäten* [↗] etc. zusätzlich ein breites Spektrum von weiteren Untersuchungen: funktionelle Kontrastmittelaufnahmen von Speiseröhre, Magen, Dickdarm (Holzknecht), Nieren- und Gallenwegen sowie Schichtaufnahmen bestimmter Körperregionen, *Kontrastmittelangiografien* [↗], bald schon *Subtraktionsangiografien* [↗] aller Körperregionen. Ein mobiles Durchleuchtungsgerät konnte im Operationssaal eingesetzt werden. Starre *Bronchoskopien* [↗] waren die ersten *Endoskopien* [↗]. *Elektrokardiogramme* [↗], die damals noch nicht zur Standardausrüstung aller Hausärzte gehörten, konnten geschrieben werden. Auch Langzeit-EKG-Überwachungen mit Monitor auf Intensivpflegestationen, *Elektroenzephalogramme*

[↗] und *Elektroneurografien* [↗] waren schon möglich. Die *Bak-teriologie* [↗] war bereits recht weit entwickelt. Die Zahl der Laboruntersuchungen hingegen war im Vergleich zu heute sehr beschränkt. *Serologien* [↗] kamen erst allmählich auf. Die *PCR-Methode* [↗] und genetische Untersuchungen gab es noch nicht. Spezialärzte außerhalb von *Gynäkologie* [↗], *Opthalmologie* [↗], *HNO* [↗] und *Dermatologie* [↗] waren selten.Die meisten von ihnen waren Internisten mit Doppeltitel z.b. in *Kardiologie* [↗], *Pneumologie* [↗], *Rheumatologie* [↗], *Gastroenterologie* [↗], *Neurologie* [↗] etc. Ihr Fachwissen war groß, aber ihre ambulanten Untersuchungsmöglichkeiten waren sehr beschränkt, sodass viele Patienten zur eingehenden Abklärung ins Spital eingewiesen werden mussten.

Im Spital waren, anders als in der Praxis, eine intensive klinische Betreuung, Überwachung und Beobachtung der Patienten möglich. Die Hospitalisierungen dauerten viel länger als heute. Manche Patienten, vor allem jene mit gewissen Knochenbrüchen, die in aller Regel konservativ (ohne Operation) behandelt werden mussten, mit Herzinfarkten und Hirnschlägen, chronischer Asthmabronchitis mit schwerer Lungenüberblähung oder mit Tuberkulose sowie mit nicht mehr heilbaren Krebsleiden und intensivem terminalen Pflegebedarf blieben während mehrerer Wochen oder Monate auf der Abteilung. Spitalaufenthalte von weniger als einer Woche waren die Ausnahme. Die meisten Patientinnen und Patienten lagen in Zwei- oder Vierbett-, einige auch in Sechsbettzimmern in der Allgemeinabteilung. Alle diese Zimmer hatten lediglich ein oder maximal zwei Waschbecken. Die Toiletten befanden sich außerhalb des Zimmers. Auf einem Stockwerk gab es jeweils eine Dusche. Einbettzimmer gab es nur wenige auf der Privatabteilung. Diese war architektonisch getrennt auf einem eigenen Stockwerk angesiedelt.

Chirurgische Eingriffe mussten alle am offenen Körper durchgeführt werden. Die *laparoskopische Revolution* [↗] begann erst in den Achtzigerjahren. Entsprechend lang dauernde Heilungszeiten verzögerten den Spitalaustritt. Ein großer Teil der operierten Patienten benötigte anschließend eine stationäre Kur zur weiteren ärztlichen Beobachtung und Erholung. Diese Nachbehandlungen, die noch nicht Rehabilitation genannt und von den Krankenkassen nicht angefochten wurden, fanden in den vielen Höhenkliniken statt. Nach Abnahme der jahrzehntelangen Tuberkuloseepidemie gab es dort genügend Platz für stationäre Nachbehandlungen. Dabei kam es immer wieder vor, dass ein neu eintretender Patient das Zimmer mit einem Patienten teilen musste, der wegen einer offenen Tuberkulose hospitalisiert war. Man achtete darauf, dass diese so untergebrachten Patienten selber einen positiven *Tuberkulin-Test* [↗] hatten. Dies galt damals als Zeichen einer Immunität infolge Impfung oder durchgemachter Krankheit, die vor Ansteckung schützte.

Ein Assistenzarzt, es gab damals erst wenige Assistenzärztinnen, betreute eine Abteilung mit circa zwanzig Patienten. Bei den meisten der Patienten hatte er selber die Anamnese und die gesamten Eintrittsuntersuchungen vorgenommen und den Patienten anschließend am Krankenbett dem Oberarzt vorgestellt. Wichtige oder unklare Befunde wurden vom Oberarzt überprüft. Danach verordnete der Assistenzarzt den Abteilungsschwestern – so nannten sich die fast ausschließlich weiblichen Pflegefachpersonen damals – die nötigen Behandlungsmaßnahmen und organisierte weitere Abklärungen. Wenn man einen Studenten, »Unterhund« genannt, betreute, war er der Erste, der den Patienten befragte und untersuchte. Danach stellte er ihn dem Assistenzarzt vor, erst danach kam der Oberarzt ins Spiel.

An den täglichen ärztlichen Morgenrapporten wurden dem Chefarzt und den anwesenden ArztkollegInnen neben den Ereignissen der Nacht auch die Neueintritte des Vortags oder unklare Situationen bei bereits hospitalisierten Patienten kurz vorgestellt und diskutiert. Daraus konnten zusätzliche Abklärungsvorschläge resultieren. Zudem bewirkten diese Rapporte, dass alle in der Klinik tätigen Ärzte über jeden Patienten das Wesentliche erfuhren. Und nicht zuletzt waren sie eine Art Teaching. Dieser Begriff existierte damals noch nicht, man nannte das einfach Rapport.

Die tägliche Abteilungsvisite fand in den Patientenzimmern statt. Der Assistenzarzt und eine Krankenschwester besuchten jeden Patienten mit der *Kardex-Mappe* [↗]. Vor allem der Arzt sprach mit dem Patienten, untersuchte ihn, fragte die Krankenschwester nach ihren Beobachtungen und machte die weiteren Verordnungen. Einiges wurde vor oder nach der Visite draußen im Flur vertieft besprochen. Wenn längere Gespräche nötig waren, besuchte der Assistenzarzt den betreffenden Patienten am Nachmittag noch einmal. Dann kam es auch zu Gesprächen mit den Angehörigen, wenn dies erforderlich war. Vorwiegend am Nachmittag fanden die Eintritte statt. Es konnten gut zwei bis drei an einem Tag sein. Manchmal gab es keinen, wenn es auf der Abteilung wegen länger liegender Patienten keinen Platz gab und man niemanden entlassen konnte. Austritte während des Wochenendes waren eine große Rarität. Ende der 1970er-Jahre mussten wir auch am Samstagmorgen eine Abteilungsvisite machen. Dagegen begannen wir uns mit Erfolg zu wehren. Dies war eine der ersten Auflehnungen für einen Abbau der Arbeitsstunden der AssistenzärztInnen.

Weitere Arbeiten im Assistentenalltag waren: Krankengeschichte führen, das Schreiben von *konsiliarischen Anmeldungen* [↗] – alles handschriftlich oder mit Schreibmaschine –

sowie das Diktieren von Austrittsberichten. Das ist bis heute so geblieben, denke ich. Die Berichte waren jedoch kürzer. Da es keine Kopiergeräte und keine »Copy-und-paste«-Taste gab,

> **Wir arbeiteten viel, so wie ihr heute. Ich glaube aber, dass unsere Arbeit, obwohl damals stundenmäßig noch unlimitiert, weniger dicht und stressig war.**

mussten die wichtigsten Laborresultate und Befunde von Abklärungen und Konsilien einzeln diktiert werden. Die Briefe wurden mit zweifachem Durchschlag von Sekretärinnen in der zentralen Schreibstube geschrieben, mit elektronischen Schreibmaschinen ohne Speicher. Nach der Korrektur durch den Assistenz- und Oberarzt konnte es sein, dass der ganze Brief noch einmal getippt werden musste. Wenn Kopien für viele Empfänger nötig waren, was selten der Fall war, gab es die Möglichkeit des Umdruckverfahrens.

Die Oberarzt-Abteilungsvisite fand ein- bis zweimal pro Woche statt. Neben dem Assistenzarzt war in der Regel auch eine Abteilungsschwester dabei. Die Chefarztvisite mit allen Beteiligten war das Großereignis der Woche. Jeder Patient wurde besucht. Der Assistenzarzt rapportierte über den Verlauf des Krankheitsgeschehens des Patienten. Wenn der Chefarzt, der den Patienten von den Morgenrapporten und Röntgenrapporten schon »kannte«, keine speziellen Probleme sah und der Abteilungsarzt keine Fragen hatte, ging dieser Besuch sehr schnell. Auch hier gab es Dinge, die im Flur vor- oder nachbesprochen wurden.

Wir arbeiteten viel, so wie ihr heute. Ich glaube aber, dass unsere Arbeit, obwohl damals stundenmäßig noch unlimitiert, weniger dicht und stressig war. Ich habe nie erlebt, dass ein Kollege ein Burn-out erlitten hätte. Dass ein Kollege eines Tages unangemeldet nicht mehr zur Arbeit erschienen war, weil er mit einer Krankenschwester, in die er sich verliebt hatte, durchgebrannt war, darf wohl nicht als Burn-out gewertet werden.

All dies ist rund vierzig Jahre her. Wenn ich nun aus meiner Erinnerung wieder in die Gegenwart auftauche, denke ich, dass die Unterschiede zu heute so riesig sind, dass dies alles mindestens hundert Jahre zurückliegen müsste. Ich komme mir vor wie ein Mensch, der vor vielen, vielen Jahren gelebt hat. Ich bin gespannt, wie meine Geschichte aus den 1970er- und frühen 1980er-Jahren auf dich wirkt – sicher wie eine Geschichte aus dem letzten Jahrtausend. Es ist faszinierend, welche unglaublichen Veränderungen die Medizin in diesen wenigen Jahren durchgemacht hat.

Herzlich – **Bruno**

Über die Grenzen der Medizin

// 7.6.2016 //

✉ *Lieber Bruno* –

Ich hoffe, dir geht es gut. Ich gebe dir zuerst die Neuigkeiten von meiner Großmama – deiner Patientin. Wie du weißt, ist sie, unterdessen 92-jährig, nach einer Schenkelhalsfraktur in der Rehabilitation. Ich war am Standortgespräch dabei, da war sie gerade am Vortag zum ersten Mal sechzehn Treppenstufen gelaufen (direkt von null auf sechzehn!), und sie ist natürlich sehr tapfer und macht das ganze Programm mit, obwohl ihr wohl ab und zu auch etwas Ruhe guttun würde. Sie will jedenfalls unbedingt noch einmal nach Hause (und es spricht ja nichts dagegen), aber wir waren schon etwas erstaunt, wie fest sie sich daran hält, obwohl es hart sein wird, allein. Das war schon immer so, vielleicht war es auch naiv von uns zu glauben, sie würde ihren Wunsch nach Eigenständigkeit im Alter plötzlich loslassen. Wir wollen ja nur, dass es ihr gut geht, und sie kann sicher am besten entscheiden, was sie dafür braucht.

Nun zu deinem Brief, tatsächlich, eine etwas andere Welt in den 1970er- und frühen 1980er-Jahren; zehn, fünfzehn Jahre, bevor ich geboren wurde. Vieles ist anders in der Welt heute, der technische Fortschritt schreitet rasant voran, schneller, als wir uns der Tragweite der neuen Möglichkeiten bewusst werden und die schwierigen ethischen Fragen stellen können, die er mit sich bringt.

Ich habe gerade über dieses Thema nachgedacht in Bezug auf die soeben angenommene Gesetzesänderung des Fortpflanzungsmedizingesetzes, das die Präimplantationsdiagnostik ermöglicht.[15] Ich bin unentschlossen. Wenn ich die Frage isoliert betrachte – die Erbkrankheit oder Chromosomenstörung im Reagenzglas suchen und nicht erst während der Schwangerschaft –, ist meine Antwort klar: Natürlich soll das möglich sein, alles andere scheint mir absurd. Es scheint mir noch absurder, wenn es in den der Schweiz anliegenden Ländern möglich ist. Auch wahr: Schon jetzt gibt es eine ganze Palette an vorgeburtlicher Diagnostik, das gehört zur standardmäßigen Schwangerschaftsbetreuung und das unterscheidet sich aus meiner Sicht wenig von der Präimplantationsdiagnostik. Auf der anderen Seite wünsche ich mir, dass wir diese Frage eben gerade nicht isoliert betrachten. Damit komme ich über eine andere Schleife wieder zu meinem Lieblingsthema, das meiner Meinung nach in der Medizin und in unserer Gesellschaft im Allgemeinen mehr diskutiert werden könnte: Was wollen wir eigentlich? In Bezug auf das Beispiel der Präimplantationsdiagnostik ließe sich beispielsweise fragen: Paare, die sich sehnlichst ein Kind wünschen und dafür manchmal sehr viel Geld ausgeben, wonach sehnen sie sich eigentlich? Wollen sie ein Kind oder wollen sie glücklich werden, ein erfülltes Leben führen? Ist das Kind dabei »Mittel zum Zweck«? Was für eine tiefe, ursprüngliche Sehnsucht steckt hinter dem Kinderwunsch? Natürlich, der Wunsch nach einem Kind ist stark, er sitzt in all unseren Zellen. Aber es lohnt sich, genau hinzuschauen: Was erfüllt sich, wenn wir ein Baby bekommen? Geht es darum, für jemanden sorgen zu können, geht es um Nähe, Wärme, Liebe? Um Sinnhaftigkeit? Geht es um die Verbindung zum Partner, darum, gemeinsam etwas zu schaffen? Oder geht es eher um Herausforderung, Weiterentwicklung, Wachstum, geht es darum etwas zu teilen und weiterzugeben? Oder vielleicht um mehrere der genannten Gründe – deswegen ist der Wunsch nach einem Kind für viele wohl auch so stark. Ich glaube (und beratende Gespräche sind Teil der modernen, ganzheitlichen Fortpflanzungsmedizin), dass hier beispielsweise ein therapeutischer Ansatz sinnvoll sein kann. Allerdings legt sich doch meine Stirn in Sorgenfalten, wenn ich von meinen KollegInnen in der *Gynäkologie* [↗] höre, wie viele Aufgaben sie zu bewältigen haben, wie lang die Arbeitstage sind – gibt es da wohl Platz für ein halb- oder einstündiges Gespräch mit der Patientin? Oder ist es dann doch praktischer und schneller, einen nächsten technischen Schritt anzubieten? Ich habe nie in der Gynäkologie gearbeitet, ich werde mich nicht zu weit aus dem Fenster lehnen. Mit diesem Beispiel möchte ich aber sagen: Immer dann, wenn mir klar ist, worum es mir geht, habe ich mehr Spielraum. Ich kann mich öffnen für andere Wege, auf einmal kommen andere Wege überhaupt erst infrage. Wege zu Nähe, Wärme, Liebe, Sinn, Verbindung, Weiterentwicklung, die ich mir so sehr wünsche. Ich erlebe es sehr oft so, dass die moderne Medizin suggeriert (und wir Ärztinnen und Ärzte als ihre VertreterInnen), dass alles möglich ist, alle körperlichen Probleme behoben werden können. Und wir gehen dann zum Beispiel bei einer Krebserkrankung von Untersuchung zu Untersuchung zu Untersuchung, von Therapie zu Therapie zu Therapie, weil wir immer noch etwas anbieten können und ganz am Ende sind wir (der Arzt und die Patientin, die Ärztin und der Patient) erstaunt, weil wir doch sterben, und wenn wir das gewusst hätten, dann hätten wir doch ganz anders entschieden.

Deshalb (und das ist mir besonders wichtig) braucht es moderne Ärztinnen und Ärzte, die sich der Grenzen der Medizin und der Endlichkeit (auch ihrer eigenen) bewusst sind. Und die auch wissen, wann man auf weitere Therapieformen und Untersuchungen verzichten kann. Für mich braucht es eine Entschlackungskur in der modernen Medizin. Dann hätten wir auch wieder Zeit, in das zu investieren, was den Menschen trägt, was ihm hilft, wenn er krank ist (neben den medizinisch-technischen Interventionen): eine Beziehung zu seinem Arzt, seiner Ärztin, die auf Vertrauen basiert. Diese Beziehung unterstützt die Patientin dabei, zu sich selbst zu finden – den Teil in ihr, der nicht krank ist, sondern gesund – und aus dieser Verbindung zu sich selbst die für sie stimmigen Entscheidungen zu treffen. Das muss doch unser Ziel sein: Die Menschen zu befähigen, sich selbst zu sein, zu wissen, worum es für sie im Leben geht, und ihr Leben dann entsprechend zu leben.

Es gibt ein Buch von Bronnie Ware: »5 Dinge, die Sterbende am meisten bereuen«.[16] Ich möchte diese fünf Aspekte hier auflisten (von mir frei übersetzt):

1. Ich wünschte, ich hätte den Mut gehabt, mir selbst treu zu sein, statt so zu leben, wie andere es von mir erwarten.
2. Ich wünschte, ich hätte nicht so viel gearbeitet.
3. Ich wünschte, ich hätte den Mut gehabt, meine Gefühle auszudrücken.
4. Ich wünschte, ich wäre mit meinen Freunden in Kontakt geblieben.
5. Ich wünschte, ich hätte mir mehr Glück gegönnt.

Ist das nicht wunderschön? Mich berührt das sehr. Wir können wirklich viel lernen von den Sterbenden, das habe ich in meiner kurzen Zeit in der Palliativmedizin schon erleben dürfen.

Noch ein Wort zu mir: nachdem ich Ende April im CHUV fertig geworden bin und im Mai unterwegs war, bin ich jetzt zu Hause, bei mir, und habe ganz viel Zeit, um zu lesen, zu schreiben, zu schwimmen, Freunde und Familie zu sehen. Und natürlich meine Großmama zu besuchen. Ich muss sagen, ich habe mir selbst das größte Geschenk gemacht mit dieser Auszeit.

Ich freue mich zu hören, wo du gerade stehst und was dich beschäftigt.

Herzlich – *Lisa*

// 8.6.2016 //

✉ *Liebe Lisa* –

Welche Freude, heute Morgen deinen Brief in meiner Mailbox zu finden. Deine Auszeit trägt dich zu einem Höhenflug, zum Nachdenken über den Stellenwert der Medizin im Kontext des menschlichen Lebens und der Sinnfrage: Was will ich in meinem Leben erreichen? Was will ich verwirklichen helfen? Was schaffe ich mit meinen eigenen Kräften? Welche Ressourcen kann ich dafür mobilisieren? Wo brauche ich Hilfe und wie viel davon, um meine Handlungsfähigkeit zu bewahren oder wiederherzustellen? Welche Art von Hilfe ist es? Bildung? Medizin? Seelsorge? Soziale Unterstützung? Was möchte ich vor meinem inneren Auge sehen, wenn ich auf dem Sterbebett auf mein Leben zurückschaue?

Wir Ärzte scheinen leider schlechte Sparringpartner für solche Gedankengänge zu sein. Wir lassen uns schnell zu raschen Lösungen drängen. Sei dies wegen der medizinischen Dringlichkeit, z.B. bei Schmerzen, starken alltagsbehindernden körperlichen Beeinträchtigungen oder in potenziell lebensgefährlichen Situationen. Oder sei dies infolge der Versprechungen der Medizin und infolgedessen der Erwartungen des hilfesuchenden Menschen. Sei dies aus unserem eigenen medizinischen Anspruch und Antrieb, das momentan Störende, das nicht sein darf und das der Patient jetzt nicht brauchen

> **Ohne eine zusammen mit dem Patienten genau formulierte übergeordnete Zielvorstellung verlieren wir leicht die Orientierung und verheddern uns.**

kann, sofort wegzumachen. Das führt dann zum von dir erwähnten Prozedere von Abklärung zu Abklärung und von Therapie zu Therapie und endet nicht selten in Frustration. Dieses Vorgehen lernen wir in unserem beruflichen Werdegang und internalisieren es. Bei der Patientenberatung in der Konsultation lassen wir uns allzu rasch durch die medizinisch-technisch nächstmöglichen Angebote leiten. Dies ganz besonders, wenn wir unter Zeitdruck stehen. Und nicht nur wir Ärztinnen und Ärzte stehen unter permanentem Zeitdruck, auch die PatientInnen und unsere Gesellschaft insgesamt. Ohne eine zusammen mit dem Patienten genau formulierte übergeordnete Zielvorstellung verlieren wir leicht die Orientierung und verheddern uns.

Den Gesamtblick versuchen wir Ärztinnen und Ärzte heute sicher wieder mehr zu beachten als zu gewissen Zeiten. Das beobachte ich auch bei guten Spezialärzten. Dieser Blick fokussiert jedoch noch zu sehr auf sachliche und quantitativ fassbare Aspekte, vor allem auf zusätzlich zum aktuellen Leiden bestehende Komorbiditäten, Begleiterkrankungen, und auf die damit verknüpfte statistisch betrachtete gesamte Lebenszeiterwartung, auf die sogenannte Lebensqualität in messbaren

QALYs [↗], auf die ökonomischen Auswirkungen des medizinischen Aktivwerdens in Bezug auf das Gesamtsystem – alles vorwiegend technische Variablen. Auch beim Einbezug des Patienten in die medizinischen Entscheidungen, beim *shared decision making* [↗], stehen medizinisch-technische Variablen noch zu sehr im Fokus. Wir Ärztinnen und Ärzte fragen den Patienten immer noch zu wenig explizit nach seinen tiefen persönlichen philosophischen Vorstellungen und Lebenszielen. Das alles hast du in deinem Brief sehr schön gesagt.

Bei dieser Betrachtung stellt sich die Frage nach der Definition der Gesundheit und Krankheit. Sprechen wir vielleicht lieber vom Gesund- und Kranksein, diese aktive Formulierung gefällt mir sehr gut. Sie macht klar, dass es sich um einen offenen Fließprozess und nicht um einen objektiv messbaren Zustand handelt. Sie deutet auf die Komplexität im Sinn eines komplexen adaptiven Systems hin. Sie zeigt die variablen Umgangsmöglichkeiten von Menschen mit ihren individuell gegebenen Situationen, Anforderungen und Ansprüchen auf dem Boden ihrer eigenen und erworbenen bio-psycho-sozialen Fähigkeiten,[17] Vorstellungen und Ressourcen in ihrem familiären und gesellschaftlichen Lebenskontext auf.

Liebe Lisa, ich sende dir diesen Brief, bin jedoch noch nicht am Ende meiner Antwort auf deine Gedanken angelangt. Bisher habe ich lediglich etwas anders formuliert, was du geschrieben hast, und die Gedanken noch etwas weiter gefasst. Ich möchte den wichtigen Faden, den du aufgenommen hast, gerne noch weiterspinnen. Das wird allerdings erst in drei bis vier Wochen möglich sein.

Zwischenzeitlich werde ich an die WONCA Europe-Conference 2016[18] in Kopenhagen reisen und danach am Kongress des Kollegiums für Hausarztmedizin KHM[19] in Luzern teilnehmen. An beiden Kongressen werde ich, zusammen mit weiteren Kollegen, einen Workshop geben. Und schließlich wird mich noch das EM-Fußballfieber vom Schreiben abhalten. Ich hoffe, dass ich in der Fortsetzung meines Briefes Erkenntnisse aus den Vorträgen und Workshops der beiden Kongresse einweben kann. Ich wünsche dir bis dahin eine gute Zeit, du bist sicher noch in deinem Sabbatical.[20] Genieß es.

Herzlich – **Bruno**

// 2.7.2016 //

✉ *Liebe Lisa –*

Mit vielen neuen und reichen Eindrücken aus den Kongressen von Kopenhagen und Luzern schreibe ich dir wieder.

Bei meinem Nachdenken bin ich im letzten Brief bei der Definition der Gesundheit angekommen. Wie gesagt, ziehe ich den prozesshaften Begriff des Gesund- und Krankseins vor. Diese komplexe Betrachtung ist nicht nur mit Blick auf das persönliche Erleben bedeutsam, sondern hat auch massive direkte Auswirkungen auf die gesamte Gesellschaft und die Anforderungen an das Gesundheitswesen insgesamt. Gesund- und Kranksein sind mit unterschiedlichsten gesellschaftlichen, sozioökonomischen und gesellschaftsphilosophischen Begebenheiten verlinkt, mehr als mit der Medizin im eigentlichen Sinn. Diese Erkenntnis ist nicht neu, und sie ist bei uns allen grundsätzlich angekommen. Unsere Gesellschaft unternimmt gewaltige Anstrengungen in den medizinisch-technischen sowie in allen nicht medizinischen Bereichen. Dies ermöglicht heute einem sehr großen Teil unserer Bevölkerung, gesunden und kranken Menschen, ein langes Leben.

Hier liegt die Quelle der *Polymorbidität* [↗]. Wer eine bis anhin lebensgefährdende oder tödliche Krankheit überleben kann, benötigt oft jahrelange regelmäßige Nachsorgebehandlungen, deren Sinn und Nutzen auf statistisch erhobenen Durchschnittsdaten beruhen. Mit dem Älterwerden kommen bei Gesunden und Kranken natürlicherweise weitere Krankheiten dazu. Präventive Maßnahmen unter den Gesunden und Kranken bringen zusätzliche potenzielle Krankheitsquellen mit statistischen Erkrankungsrisiken respektive -wahrscheinlichkeiten an den Tag, verbunden mit dem Risiko von *overdiagnosis* [↗] und unnötigen Behandlungen, und gefolgt von weiterem Kontrollbedarf. Am Ende der Entwicklung gelangt eine wachsende Zahl an Menschen in den Bereich erhöhter Fragilität. Dies ist ein Zustand, für den noch wenige Forschungsresultate vorliegen, beispielsweise zur Frage, was den Betroffenen in diesem Bereich noch nützt oder bereits schadet.

Beim Umgang mit der Polymorbidität haben wir definitiv ein Problem: Bis anhin behandeln wir bei polymorbiden Menschen jeden einzelnen ihrer Krankheitszustände, meistens parallel, nach den gleichen statistischen Erkenntnissen, wie wenn er als Einzelkrankheit vorliegen würde. Dies ergibt bei einer zunehmenden Zahl von Krankheiten eine schier unüberschaubare Summe von parallelen Behandlungen und Kontrollen. Und wie bereits erwähnt, fehlt uns zudem die Antwort, ab welchem Lebenszeitpunkt wir die bis anhin getroffenen Maßnahmen besser abbrechen würden. Dies alles hat enorme Folgen für den Bedarf an Arbeitskräften und die Finanzen.

An der WONCA Europe Conference 2016 in Kopenhagen haben wir, die *Special Interest Group on Complexity,* einen Workshop zum Thema der Polymorbidität gehalten: »Integrated Multimorbidity Management for Your Practice: What are Enablers and Barriers to Effective Implementation?«[21] Wir betrachten das Gesundheitswesen dabei als ein komplex adaptives System. Ein solches System setzt sich aus unterschiedlichen Subsystemen zusammen. Diese sind untereinander vernetzt, stehen untereinander in einem kommunikativen Feedbackprozess, lernen voneinander und entwickeln sich in Richtung gemeinsam erstellter und als erstrebenswert erachteter Attraktoren. Es ergeben sich Resultate, die nicht vorausgesagt werden können. Damit sich alle Subsysteme, unter Berücksichtigung ihrer je eigenen Werte, in die Richtung eines gemeinsam erstellten Ziels bewegen können, braucht es einfache Regeln, die von allen Subsystemen gemeinsam erstellt und respektiert werden müssen. Die WorkshopteilnehmerInnen, meistens ProfessorInnen und ForscherInnen von hausarztmedizinischen Fakultäten aus der ganzen Welt sowie erstaunlich viele junge ÄrztInnen, erarbeiteten in Kleingruppen Ideen, wie aus herkömmlichen parallelen Vorgehensweisen ein integriertes Handeln im Umgang mit polymorbiden Patienten entstehen kann. Die Resultate ergaben, dass ein hoher Stellenwert für ein ganzheitliches und patientenzentriertes Arbeiten in guter *interdisziplinärer Kooperation* [↗] unter den beteiligten Therapeuten wichtig ist. Im Fokus des Handelns sollen, über die Krankheit hinaus, der Patient und sein Wohlbefinden stehen, seine persönlichen Vorstellungen über sein Gesundsein sowie seine persönlichen Erwartungen und Prioritäten. Der Patient soll zur *Selfcare* [↗] ermächtigt werden. Er soll maßgeschneidert – nicht diagnosebezogen und automatisiert – dort Hilfe erhalten können, wo er selber nicht zurechtkommt und sie braucht. Die Fragmentierung der Behandlung soll vermieden werden. Dies alles sind bedeutende Grundhaltungen und Ziele mit der Absicht, den Patienten mit seinen Krankheiten und nicht vorwiegend die Krankheiten selber im Fokus zu haben. Alle diese Punkte stellen aus Sicht des hausärztlichen Subsystems die Basis zum Erstellen von einfachen Regeln dar. Andere Akteure im Gesundheitswesen hätten vielleicht andere Vorstellungen.

Am Workshop hat die Zeit zum Erstellen von solchen einfachen Regeln aus hausärztlicher Sicht nicht gereicht. Ich denke, man müsste für einen ähnlichen Workshop an einem kommenden WONCA-Kongress einige Gedanken als Diskussionsanregung vorgeben. Nach dem Workshop habe ich mir einige Gedanken dazu gemacht und – work in progress – fünf Sätze formuliert. Zum Abschluss dieses langen Briefes möchte ich dir diese als Gedankenanregung vorstellen:

Mit Blick auf den Patienten und die Erfordernisse, damit er sein Wohlbefinden aufrechterhalten oder verbessern kann:

- Suche zusammen mit dem Patienten nach spezifischen Lösungen, die zu seiner einmaligen Situation passen und seine persönliche Lebensgestaltung respektieren, unabhängig davon, ob diese Lösungen den Kenntnissen der medizinischen Wissenschaft und Meinung der *Guidelines* [↗] entsprechen.

- Überlege zusammen mit dem Patienten, ob er medizinische, psychologische, pflegerische, soziale, häusliche oder ökonomische Hilfe benötigt, bevor medizinische Aktivitäten gestartet werden.

- Führe Labor- und bildgebende Untersuchungen nur dann durch, wenn du daraus einen bedeutenden Einfluss auf diagnostische und therapeutische Entscheidungen erwarten kannst.

- Besprich mit dem Patienten vor dem Beginn jeder medizinischen Aktivität deren Nutzen und Risiken.

- Informiere die Bevölkerung mithilfe von Publikationen in allen medialen Kanäle über diese Grundsätze.

Herzlich – *Bruno*

Mensch-Sein und Arzt-Sein in der Medizin

// 14.7.2016 //

✉ *Lieber Bruno* –

Ich habe mir etwas Zeit gelassen für die Antwort. Wo geht sie nur hin, die Zeit? Jetzt, wo ich viel Zeit habe, habe ich meinen Rhythmus angepasst – besser gesagt: ich habe mich meinem Rhythmus angepasst. Wie lange dann alles geht: einkaufen, kochen, essen, die Wohnung in Ordnung halten, die Pflanzen auf dem Balkon gießen, jemanden treffen. Wenn ich wirklich gut auf mich höre, auf das, was ich will und brauche in jedem Moment, dann habe ich gar nicht Zeit und Raum für viele Aktivitäten an einem Tag. Und wieder ist die To-do-Liste lang, obwohl ich so viel Zeit habe. Weil ich sie langsam abtrage, wie eine Schildkröte. Dafür bin ich bei dem, was ich tue, auch wirklich dabei. Apropos Schildkröte: Da muss ich gerade an Kassiopeia denken, die Schildkröte, die Momo in der Geschichte von Michael Ende zu Meister Hora führt. Kennst du den Film dazu?[22] Ich hab ihn letzthin wiedergesehen, er ist bezaubernd, berührend und nur zu aktuell.

Vielen Dank für deinen Brief. Tatsächlich sind wir mit unseren Gedanken zum Gesund- und Kranksein auf den Kern des Menschseins gestoßen. Wie verstehen wir uns als Menschen? Wie verstehen wir unser Dasein auf der Erde? Es geht hierbei um viel mehr als nur die Medizin, du hast recht.

Ich habe letzthin in einer Buchkritik eine kurze Erklärung gelesen zum Unterschied zwischen der westlichen Medizin und der traditionellen chinesischen Medizin: Die westliche Medizin definiert eine Norm und versucht dann, alles, was von der Norm abweicht, zu beheben. Die traditionelle chinesische Medizin definiert Variabilität als Norm (wie du und Andrea in eurem Buch)[23] und interessiert sich dafür, wie ein aus dem Gleichgewicht geratenes System wieder in seine Mitte kommen kann. Da muss ich schon manchmal in mich hineinlächeln, wenn in der westlichen Medizin die personalisierte Medizin mit deiner auf dich abgestimmten Immuntherapie für deinen Rezeptor auf deinen Krebs als Innovation angepriesen wird ... Langsam, langsam holen wir auf im Westen.

Vielen Dank für deine einfachen Regeln mit Inspiration aus dem WONCA-Workshop. Ich finde eure Arbeit sehr hilfreich und motivierend. Ich habe manchmal selbst das Gefühl, dass ich noch in der Verstehensphase und noch nicht in der Aktionsphase angekommen bin. Manchmal bin ich in dieser Verstehensphase etwas verloren, entmutigt angesichts der zahlreichen Probleme in der Medizin, die eng verwoben sind mit vielen anderen Problemen unserer modernen westlichen Gesellschaft. Manchmal würde ich fast lieber ins Schneckenloch zurückkriechen, wo ich noch nichts verstanden hatte (es war so heimelig dort und so einfach).

Wenn wir als einzelner Mensch einem Problem gegenüberstehen, das so groß ist, dass wir es nie alleine und während eines Lebens lösen können, sind wir oft entmutigt. Und

> **Man füttert auf der einen Seite die neueste Technik mit vielen guten Absichten und einer Menge Engagement, und was auf der anderen Seite wieder herauskommt, ist doch nicht das, was man sich erhofft hat.**

in der Entmutigung sagen wir: »Was soll's, ich kann ja doch nichts erreichen, oder es wäre nur ein Tropfen auf den heißen Stein, da lasse ich es gleich bleiben.« Dazu habe ich etwas gelernt, als ich letzthin über die Weltarmut gelesen habe: Man darf ein so großes Problem auf keinen Fall mit einer einzigen Lösungsstrategie ein für alle Mal lösen wollen. Man muss es vielmehr auf eine »verdauliche« Größe herunterbrechen und dann nach und nach hinschauen, verstehen, Lösungen finden und konkret umsetzen.[24] Und wie du sagst, das System spielt eine Schlüsselrolle. Was machen wir mit einem dysfunktionalen System? Man füttert auf der einen Seite die neueste Technik mit vielen guten Absichten und einer Menge Engagement, und was auf der anderen Seite wieder herauskommt, ist doch nicht das, was man sich erhofft hat. Mich bringt das zur Verzweiflung: Wie kann man ein System jemals ändern? Es gibt viel zu viele Zahnräder, niemand hat letztendlich das Sagen – man kann nicht einfach jemandem seinen Standpunkt darlegen, sich austauschen und versuchen, eine Lösung zu finden. Deshalb bin ich froh zu hören, dass ihr einfache Regeln definiert, die von allen getragen werden können. Ich habe mich immer gefragt, um ein System zu ändern, braucht es da einen Top-down- oder Bottom-up-Zugang? Das ist ja auch eine uralte Frage, wir kennen sie aus den Präventionsstrategien oder von der letzten Klimakonferenz. Die Antwort ist wohl: Es braucht beides. Es braucht jeden Einzelnen, der Verantwortung übernimmt, aber es braucht eben auch neue Regeln, die die Menschen wachrütteln. Wären deine einfachen Regeln von beiden Seiten anwendbar, von oben und von unten?

Ich glaube, um ein besseres Verständnis der Medizin zu entwickeln und dessen, was sie für die Menschen sein sollte, was sie kann und nicht kann, müssen wir in einer riesigen Schlaufe bis zu den Sternen gehen und dann wieder zurück. Und das mehr als einmal. Dabei kommen wir an vielen herausragenden Persönlichkeiten vorbei, die viel bewegt, viel verstanden und Wichtiges gesagt haben. Ebenfalls kommen wir dabei an ganz anderen Fächern als der Medizin vorbei. Und dabei müssen wir auch bei uns selbst vorbeikommen und damit an unserer eigenen Vergänglichkeit, unserem Tod.

Ich habe noch ein bisschen den Kongress-Check gemacht für nach den Sommerferien (WONCA habe ich ja verpasst für dieses Jahr): »Preventing Overdiagnosis – Winding Back the Harms of Too Much Medicine« in Barcelona würde mich interessieren oder der »Power and Care«-Kongress in Brüssel zum Thema »A Mind and Life Dialogue – Towards a Balance of Our Common Future: Science, Society and Spirituality in Dialogue«. Es tut sich was, vieles sogar. Das ist doch erfreulich. Ich möchte mit diesem Zitat von Martin Luther King schließen, das auf der ersten Seite des »Power and Care«-Kongresses prangt: *One of the great problems of history is that the concepts of love and power have usually been contrasted as opposites – polar opposites [...]. Power at its best is love implementing the demands of justice, and justice at its best is power correcting everything that stands against love.*

Herzlich – **Lisa**

P.S.: Ich bin dann mal unterwegs für einen Monat, auf Fahrradtour im Norden von Deutschland und Schweden. Du kannst dir also ruhig Zeit lassen mit deiner Antwort. Und übrigens: Ich hatte ein Vorstellungsgespräch in der Psychosomatik im Inselspital. Mein Hausarzt kann mich jetzt doch nicht als Praxisassistentin nehmen. Da hatte ich plötzlich Lust umzudisponieren.

// 8.8.2016 //

✉ *Liebe Lisa –*

Du sprichst davon, den Rhythmus anzupassen. Ich erlebe es auch so, in meiner Teilzeitarbeitstätigkeit respektive Pension: Das Tempo wird langsamer. Mehr und mehr kann ich das akzeptieren, trainiere es nun schon seit Januar. Anfänglich passierte im großen Raum der freien Zeit oft nichts. Und das Pendant, die Arbeit, hat mich mehr gestresst, als ich es von meiner Vollzeittätigkeit her gekannt hatte. Nun geht es viel besser. Beides geht wieder leichter. Das Schreiben dieses Briefes hat mir sehr viel abgefordert. Erst im dritten Anlauf konnte ich, nach vielen Stunden des Schreibens und Verwerfens, kohärent wiedergeben, was ich dir sagen wollte. Das Thema »Mensch und Medizin«, das du angeschnitten hast, fasziniert mich. Man sollte es zum Lehrfach machen.

Momo kenne ich, aber nur das Buch, nicht den Film. Momo denkt wunderbar nach über das Menschsein. Die Szene, an die ich mich persönlich am besten erinnere, ist die mit Beppo, der die unendlich lange gerade Straße, so lange, dass er nie an ihr Ende gelangen wird, wischt und zur Erkenntnis kommt, dass er nicht ans Ende der Straße denken soll, dass ihm dieser Gedanke nur Angst macht, dass er sich einfach ganz auf das Wischen fokussieren soll an dem Ort, an dem er jetzt gerade ist. Der Text ist so schön, dass ich ihn hier zitieren möchte:

»Siehst du, Momo«, sagte er, »es ist so: Manchmal hat man eine sehr lange Straße vor sich. Man denkt, die ist so schrecklich

lang; das kann man niemals schaffen, denkt man.« Er blickte eine Weile schweigend vor sich hin, dann fuhr er fort: »Und dann fängt man an, sich zu eilen. Und man eilt sich immer mehr. Jedes Mal, wenn man aufblickt, sieht man, dass es gar nicht weniger wird, was noch vor einem liegt. Und man strengt sich noch mehr an, man kriegt es mit der Angst zu tun, und zum Schluss ist man ganz aus der Puste und kann nicht mehr. Und die Straße liegt immer noch vor einem. So darf man es nicht machen!«

Er dachte einige Zeit nach. Dann sprach er weiter: »Man darf nie an die ganze Straße auf einmal denken, verstehst du? Man muss nur an den nächsten Schritt denken, den nächsten Atemzug, den nächsten Besenstrich. Und immer wieder nur den nächsten.« Wieder hielt er inne und überlegte, ehe er hinzufügte: »Dann macht es Freude; das ist wichtig, dann macht man seine Sache gut. Und so soll es sein.«[25]

Du kannst diese berührende Szene auch auf Youtube anschauen.[26]

Es ist noch nicht ganz Mitte August, und du musst noch mit dem Fahrrad unterwegs sein, im Norden mit seinen langen Sommertagen und großen Weiten, mit Wind im Haar und

| Ich werde Hausarzt, ein Leben lang.

hoffentlich weit reichenden Gedanken. Auf deiner Reise wirst du mit deinem Vehikel nicht bis zu den Sternen gelangen, aber ganz sicher wirst du bei dir selbst vorbeikommen. Hienieden, in jedem Einzelnen von uns und in der Welt, in der wir leben, liegen die Antworten, die wir suchen, auf die Fragen, die wir haben. Trotz all unserer Bemühungen bleiben wir ein Leben lang in der Verstehensphase, wie du es so schön sagst. Als alter Arzt geht es mir nicht besser als dir als junger Ärztin. Mein Beruf ist heute, wie du aus früheren Briefen gesehen hast, völlig anders geworden, als er zu meiner Weiterbildungszeit war, in der du dich heute befindest. »Ich werde Hausarzt, ein Leben lang«, sinngemäß: »Ich kann es nie, bin immer noch am Lernen«, habe ich an einem Vortrag gesagt, den ich vor einigen Jahren an einem Kongress der Jungen Hausärztinnen und Hausärzte Schweiz JHaS halten durfte. Kaum denken wir, etwas verstanden zu haben, öffnen sich neue Fragen. Das Wissen verändert und vertieft sich kontinuierlich entlang neuer Kenntnisse, es wird nie definitiv. Wir wissen viel heutzutage, doch bleibt weise, wer weiß, dass er nichts weiß. Die Worte von Sokrates behalten ihre Gültigkeit bis heute. Lebenslanges Lernen in allen Lebensbelangen ist heute die Norm.

Mit dem Thema »Mensch und Medizin« sind wir an einem sehr interessanten Punkt angelangt. Ich möchte hier gerne etwas verweilen. Die Medizin hat den Menschen zweifellos sehr viel Gutes gebracht. Sie kann viel Leid lindern, viele Krankheiten heilen, Menschen aus unglaublichen Situationen retten. Das ist wunderbar. Wir ÄrztInnen erleben das jeden Tag. Es macht uns Freude und stimuliert uns. Und wir Menschen haben alle unsere eigenen Erfahrungen, in denen uns die Medizin geholfen hat. Nicht selten glauben wir wenigstens, dass es die Medizin gewesen sei. Tatsächlich aber waren es manchmal ganz einfach die Ärztin und der Arzt, Menschen und ihre Zuwendung, die für uns hilfreich waren und uns zu einem guten Befinden zurückbegleitet haben. An dieser Stelle ist dies nicht das Thema unserer Gedanken.

> **Wir beobachten, wie die Medizin an den Grenzen der Ethik rüttelt und Risse in diese Festung unseres Denkens, Fühlens und Handelns reißt.**

Wir sind daran, die Medizin in ihrem Grenz-Nutzen-Bereich zu betrachten. Wir sind betroffen durch die extremen Seiten der Medizin. Wir sind besorgt, dass sie mit ihren rasant anwachsenden medizinisch-technischen Möglichkeiten von ihrer ursprünglichen Bestimmung des Helfens abdriften und zum Selbstzweck werden könnte. Wir beobachten, wie die Medizin an den Grenzen der Ethik rüttelt und Risse in diese Festung unseres Denkens, Fühlens und Handelns reißt. Wir spüren die Unsicherheit, die im Spannungsfeld von nicht selten überhöhten Versprechungen, Erwartungen und Hoffnungen entsteht. Wir erleben, dass wir Menschen uns dazu verleiten lassen, unsere menschlichen Probleme mithilfe der Medizin lösen zu wollen und unsere Leistungskraft und Chancen mit medizinischen Mitteln zu verbessern. Wir finden es bedenkenswert, dass wir Hindernisse auf dem Weg zu unseren Zielen in erster Linie als biologisch verursachte und zu beseitigende Gesundheitsstörungen definieren, bevor wir uns mit unseren Zielen auseinandersetzen, diese auf ihren Realitätsgrad überprüfen, an unsere Möglichkeiten anpassen und allenfalls umdefinieren. Wir müssen mitwirken in einem Räderwerk, das bei schwer kranken Menschen die medizinisch-technischen Möglichkeiten bis zum Gehtnichtmehr ausschöpft, bevor es mit dem betroffenen Menschen darüber spricht, wie sie oder er das eigene Lebensende gestalten möchten. Wir fürchten, dass die Medizin den Arzt, die Technik den Menschen ablöst. Wir ahnen, dass die Medizin zwischen zwei extremen Posi-

> **Und auch mit unserem Handeln können wir dazu beitragen, indem jede und jeder von uns, an seinem je eigenen Platz, Ärztin und Arzt sind, und nicht bloß Mediziner.**

tionen steckt; zwischen nutzbringendem Fortschritt für den Menschen und einem Selbstzweck, der sich selber im Fokus hat und sich dazu am Menschen als Forschungsobjekt bedient. Das wäre dann die absolute, ganz verwerfliche Perversion der Medizin. Und wir erleben hautnah, wie diese in vielen Facetten überdrehte Realität die Arbeitskräfte von ÄrztInnen bis hin zu Pflegenden schmälert, mit drohender Unterversorgung für das Nötige, trotz einer nie dagewesenen Zahl an Menschen in diesen Berufsgruppen; gefolgt von einer Kettenreaktion von Abwerbung und Auswanderung von ausgebildeten Berufspersonen aus jenen Ländern, welche diese Berufspersonen mit großer finanzieller Investition ausgebildet haben und sie zum Abdecken ihrer eigenen medizinischen Grundbedürfnisse unbedingt nötig hätten.

Wobei, es ist eine Ureigenschaft des Menschen, sich aus der Sicherheitszone zu entfernen, höchste Risiken auf sich zu nehmen, die äußersten Grenzen auszuloten und damit den Rand immer weiter auszudehnen. Darin liegt die Triebfeder der außergewöhnlichen Erkenntnisse und Errungenschaften der Menschheit und gleichzeitig der Verirrungen und Abstürze. Doch immer wieder hat der Mensch den Dreh gefunden. Und immer wieder ist er, sei es durch bahnbrechende Erkenntnisse oder Krisen, selbst durch Katastrophen, einen Schritt weitergekommen. Das gibt Hoffnung, dass auch in der Medizin letztlich der Nutzen die Risiken und Gefahren mit ihren hier diskutierten Irrgängen überwiegen wird. Diesen Weg bereiten Reflexionen, die wir hier austauschen und die auch von ganz vielen weiteren Menschen, ÄrztInnen und NichtärztInnen, gemacht werden. Und auch mit unserem Handeln können wir dazu beitragen, indem jede und jeder von uns, an seinem je eigenen Platz, Ärztin und Arzt sind und nicht bloß Mediziner – und zusammen mit den PatientInnen festlegen, mit welcher ärztlichen Betreuung sie oder er hilfreich sein kann und welche medizinischen Mittel dafür sinnvoll sind.

Liebe Lisa, dies ist ein Konzentrat von Reflexionen, fast ein bisschen schwindelerregend. Ich hoffe, ich konnte mich verständlich ausdrücken. Ich weiß auch nicht, ob du mit der Radikalität meiner Gedankengänge einverstanden bist. Ich kenne dich nun schon gut und weiß, dass du anderenfalls Paroli bieten wirst. Kannst du mir sagen, ob auch deine jungen Kolleginnen und Kollegen sich solche Gedanken machen. Diskutiert ihr auch unter euch auf diese Weise? Und, was mich auch interessiert: Finden Gespräche mit solchem philosophischen Nachdenken über Medizin und Mensch auch mit euren Dozenten an den verschiedenen Weiterbildungsstätten statt? Falls nicht, wären sie empfänglich dafür?

Herzlich – **Bruno**

// 7.9.2016 //

✉ *Lieber Bruno* –

Vielen Dank für deinen Brief. Tatsächlich, er ist intensiv, dicht. Du hast viele wichtige Aspekte aufgegriffen zu diesem Thema, Mensch und Medizin. Ich bin froh, sind wir bei diesem Thema angelangt. Ich habe gemerkt, wie wenig Sinn es für mich macht, nur über Medizin zu sprechen, Medizin-an-sich, Medizin-für-sich, wie du richtig sagst, eine Perversion. Die Medizin soll den Menschen dienen, und nicht umgekehrt.

Ich bin mit dir einverstanden: Die Medizin verlockt heute zu sehr, unsere urmenschlichen Probleme – Alter, Krankheit und Tod – zu verdrängen und sie mit chemisch-technischen Mitteln aus dem Weg zu räumen. Vorläufig. Wenn wir in Bezug auf unseren alternden Körper so lange an einer mechanistischen Reparaturidee festhalten, bis wir sterben, unerledigter Dinge sozusagen, dann sind die Kollateralschäden geradezu grauenvoll.

> **Wenn wir in Bezug auf unseren altern-
> den Körper so lange an einer mecha-
> nistischen Reparaturidee festhalten,
> bis wir sterben, unerledigter Dinge
> sozusagen, dann sind die Kollateral-
> schäden geradezu grauenvoll.**

Was ich besonders tragisch finde, ist das doppelte Aus-dem-Weg-Gehen: Wir Ärztinnen und Ärzte wollen lieber nicht in eine unangenehme Situation kommen, in der negative Gefühle im Spiel sind oder in der es sogar um den Tod geht. Wir fühlen uns unwohl, und vor allem haben wir viel zu wenig Zeit für diese schwierigen Gespräche und Begegnungen. Die PatientInnen auf der anderen Seite, auch sie gehen den schmerzhaften Gefühlen, der Angst lieber aus dem Weg und klammern sich an jeden Strohhalm (vielleicht noch eine Chemotherapie oder noch ein diagnostischer Test), den die Ärztin nur allzu gern liefert.

Es ist verrückt und eigentlich kaum zu glauben, dass wir ÄrztInnen, wenn es um existenzielle Fragen geht, uns so rasch und gern hinter technischen Möglichkeiten verstecken. Wohl weil wir es insgeheim eben doch wissen, aber es zu schmerzhaft ist, um es wahrzuhaben: Wir sind auch PatientInnen. Wir altern auch. Wir werden auch krank. Wir sterben auch.

Ich spreche oft mit Kolleginnen und Kollegen über diese Themen, über das Menschsein und die Medizin. Lohnt es sich wirklich, zu rennen wie ein Hamster im Hamsterrad, Tag um Tag, und es bleibt keine Zeit für diese wirklich wichtigen Fragen? Ich glaube, viele junge Ärztinnen und Ärzte stellen sich Fragen, sind nicht bereit, einen Teil ihres Lebens zu opfern für eine Medizin, die für sie keinen Sinn macht. Viele Kolleginnen und Kollegen von mir wollen HausärztInnen werden oder PalliativmedizinerInnen, weil diese Bereiche Inseln zu sein scheinen, wo eine menschennahe Medizin möglich ist.

Und unsere Chefinnen und Chefs? Wären sie offen für solche Diskussionen? Ich weiß es nicht. Ich habe nie gefragt. Ich hoffe es sehr. Ich glaube jedenfalls schon, dass sie offen wären. Sie haben sich die Frage vielleicht auch nie gestellt? In unseren Weiterbildungen ging es jedenfalls praktisch ausschließlich um biologische Aspekte der Medizin. Es gab jeweils eine Besprechung besonders schwieriger Fälle, das hat mich beschäf-

> **Die große Frage ist für mich:**
> **Wie schaffen wir es, dass die Medizin**
> **das Leiden der Menschen lindert –**
> **und nicht unterhält?**

tigt, weil es oft Fälle waren von Menschen, die bald danach verstorben sind, aber niemand hat sich dieser Tatsache gestellt. Es wurden weiterhin alle Tests gemacht, die dann alle ganz komische Resultate lieferten. Und am Ende der Diskussion, nach ausführlicher *Differentialdiagnostik* [↗] der zahlreichen Probleme, hieß es: Wir wissen ja schon, wie es herauskommen wird, es ist nicht mehr viel zu machen. Zustimmendes Nicken.

Du hast gute Hoffnung in uns Menschen, dass wir die Kurve noch kriegen werden. Die habe ich auch. Es gibt, wie du es sagst, viele Bestrebungen, die in diese Richtung gehen. Es gibt viele Menschen, junge und alte, die sich Gedanken machen, die eine bessere, gerechtere Welt wollen. Die Frieden wollen. In der Medizin sollte eine dieser Bestrebungen sein, die Ausbildung der ÄrztInnen zu überdenken. Mensch und Medizin, ein Pflichtfach. Philosophie und Medizin. Tod und Medizin. Mitgefühl und Medizin.

Die große Frage ist für mich: Wie schaffen wir es, dass die Medizin das Leiden der Menschen lindert – und nicht unterhält? Dazu müssen wir die Ursachen des Leidens kennen. Alle Menschen sollten die Ursachen des Leidens kennen, aber für Ärztinnen und Ärzte gilt das besonders – wie können sie sonst wirklich helfen? Das Leiden entsteht, wenn wir uns an Vergänglichem festhalten. Das passiert dauernd. Es braucht sehr viel Übung, um damit aufzuhören. Außerdem suchen wir das Glück am falschen Ort. Wir suchen es außerhalb von uns. Wir können das Leben damit zubringen, eine Person, eine Tätigkeit, ein Ding zu suchen, das uns glücklich macht. Das Geheimnis ist, dass wir schon ganzheitlich sind. Jederzeit. Überall. Aber wir müssen es wissen und uns immer wieder daran erinnern. Der Dalai Lama schlägt vor: »Mehr zuhören, mehr nachdenken, mehr meditieren.«

Wie du es so schön gesagt hast: »Hienieden, in uns selbst liegen die Antworten.« Wir haben es nötig, näher an unsere inneren Werte zu kommen. An unsere Wurzeln. Dort finden wir, was es braucht zum Glücklichsein. Ich habe letzthin ein Plakat der Polizei gesehen, »Surveillez vos valeurs!« stand da. Das mach ich, hab ich gedacht, ich passe auf, auf meine Werte. Denn diese sind nicht im Portemonnaie, sondern im Herzen.

Herzlich – *Lisa*

Inter-mezzo

// 7.9.2016 //

✉ *Liebe Lisa –*

Bist du morgen und/oder übermorgen am SwissFamilyDocs-Kongress in Montreux? Es wäre schön, dich zu treffen. Wir könnten dann in einer Pause oder in einem geschwänzten Seminar über den Stand unseres Briefwechsels sprechen: In welche Richtung wollen wir gesamthaft zielen? Welchen Umfang soll er erhalten?

Herzlich – *Bruno*

// 8.9.2016 //

✉ *Lieber Bruno –*

Wir können uns gern um 14.00 Uhr zum Kaffee treffen, ich wohne ja ganz in der Nähe von Montreux. Oder sag mir eine Zeit, die dir passt (damit du nicht gerade dein Lieblingsseminar verpasst …). Ich muss einfach spätestens um 17.00 Uhr meinen Heimweg antreten.

Bis später – *Lisa*

✉ *Lieber Bruno* –

Zurück aus England, schicke ich dir, wie an unserem Treffen in Montreux versprochen, die Aussage der jungen Lisa, warum sie Ärztin werden will. Die Frage von »20 Minuten – News von jetzt!« an die StudentInnen am ersten Tag an der Universität lautete: »Erhoffst du dir durch das Studium die große Karriere?« Meine Antwort dazu lautete: »Ich würde sehr gerne mal im Spital arbeiten. Deswegen studiere ich in Bern Humanmedizin. Später könnte ich vielleicht sogar eine eigene Praxis eröffnen. Hauptsache ist, dass ich einmal mit Menschen arbeiten kann.«
Herzlich – *Lisa*

✉ *Liebe Lisa* –

Vielen Dank für dein Mail. Kurz und bündig, deine Antwort im kleinen Zeitungsartikel. Wir wissen aber inzwischen, dass da schon etwas mehr hinter der Antwort stand. Auch wenn du es damals noch nicht so gut ausdrücken konntest.

Ich hoffe, ihr hattet eine gute Zeit in England, dein Freund am Triathlon und du als Begleiterin. Wir sind noch in Griechenland. Somit bin ich noch nicht in meinem gewohnten Rhythmus, und ich habe in der Überfülle an Zeit noch keine Gelegenheit gefunden, nach unserem schönen Gespräch in Montreux einen Brief zu schreiben.

Ich werde mich bald melden.
Herzlich – *Bruno*

✉ *Liebe Lisa* –

Ich hoffe, es gehe dir gut. Du bist ja noch immer in deinem Sabbatical. Jetzt kannst du den schönen Herbst genießen. Zurück von den Ferien in Griechenland, fehlte mir bis anhin die Muße. Ich hatte den Eindruck, hinter allem herzurennen.

Unter Federführung von Joachim Sturmberg und Rick Botelho, meinen WONCA-Kollegen aus Australien und den USA, schrieben wir einen Artikel über den Workshop von Kopenhagen, von dem ich dir geschrieben hatte: »Integrated Multimorbidity Management in Primary Care: Why, What and How?«[27]

Aktuell gebe ich noch Clinical Skills Training in Psychosozialer Medizin. Ich unterrichte eine Gruppe von sechs Studierenden im 3. Studienjahr. Sie sind sehr interessiert und machen wunderbare Anamnesen mit einem echten Patienten, der sich zur Verfügung stellt. Es fällt mir auf, dass die jungen Leute ein sehr gutes Flair für einen sorgsamen Umgang mit den Patienten haben. Sie hören aufmerksam zu, geben dem Patienten Raum für dessen Narration und erfahren in relativ kurzer Zeit sehr viel über seine Krankheiten und, darüber hinaus, enorm viel über dessen Lebensgeschichte, sein Wesen und seine Werte (oft wesentlich mehr, als ich von langjährigen Patienten bisher selbst wusste). Die Feedbacks der Patienten in der anschließenden Besprechungsrunde, an der sie als Experten teilnehmen, sind sehr gut. Die Studierenden können mitteilen, wie es ihnen selbst bei der Anamnese ergangen ist. Die beobachtenden Kolleginnen und Kollegen geben ihre Rückmeldungen. Ihre Beobachtungsgabe ist exzellent. Gemeinsam mit dem Patienten loten wir dann aus, wie die Begegnung zwischen dem Studierenden und dem Patienten insgesamt gewirkt hat; was einzelne nonverbale Verhaltensweisen, spezifische Aussagen, geduldiges Zuwarten oder »Regieanleitungen« bei thematischen Übergängen ausgelöst haben; wie die Studierenden mit der Rolle der Ärztin, des Arztes umgegangen sind; wie der teilnehmende Patient empfunden hat; und wie es auf die Beobachtenden gewirkt hat. Ich leite den Workshop, gebe meine ergänzende Rückmeldung aber erst am Ende und betone noch, was mir aufgefallen ist. Es sind immer sehr interessante und angenehme Nachmittage für alle. Ich hoffe, dass die Studierenden ihre feine und sorgsame Art behalten werden. Es macht Freude, den jungen Menschen am Start ihres Arztwerdens das mitgeben zu dürfen, was wir in unseren Briefen diskutieren: den Menschen im Zentrum zu sehen und ihn nicht auf seine Krankheit zu reduzieren. Ich habe mir erlaubt, allen das Buch »Qualität in der Medizin – Briefe zwischen einem Hausarzt und einer Ethnologin«, das am Anfang unseres Briefwechsels stand, zu schenken.

Zudem bin ich zusammen mit meiner Kunstpartnerin, Esther Quarroz, intensiv an einem Kunstprojekt zum Thema »Bilder im Körper«. Anfang November werden wir während zwei Tagen eine Installation/Performance in Bern kreieren, in komplex adaptiver Interaktion mit einem Kongress über die Komplexität. Dieser wird in Billings, USA, stattfinden. Wir versuchen, die Komplexität zu visualisieren. Wir wissen nicht, was dabei herauskommen wird, sind neugierig, was sich aus diesem komplex angelegten Kunstprojekt über die Komplexität hervortun wird.

Nächste Woche hoffe ich Zeit zu finden, deinen letzten Brief aufzunehmen und an unserem Gespräch an den Gestaden des Lac Léman anzudocken.

Herzlich – *Bruno*

// 26.10.2016 //

⊠ *Lieber Bruno –*
Wir sind grade am Umziehen, deshalb hab ich viel um die Ohren. Morgen bin ich noch an der Ärztekammer der Schweizerischen Ärztegesellschaft FMH.

Und du, zwischen Praxis und Kunstprojekt, Studentenkurs, Artikelschreiben ... das abwechslungsreiche Leben des Hausarztes! Ich hoffe, du findest immer mal wieder einen Moment, um durchzuatmen, und ich hoffe auch, dass die verschiedenen Aufgaben dir eher Energie geben als nehmen.

Schreib mir einfach, sobald du Zeit findest. Da ich ab jetzt wieder in Bern wohne, können wir uns auch unkomplizierter für ein weiteres Gespräch sehen.

Bis dann und eine ganz gute Zeit. Herzlich – *Lisa*

// 26.10.2016 //

✉ *Liebe Lisa –*

Willkommen zurück in Bern. Deine Familie freut sich bestimmt, dich wieder in der Nähe zu haben.

Ja, die verschiedenen Projekte sind bereichernd und geben mir Kraft, das ist das Schöne daran.

Man soll nicht immer neue Projekte angehen, bevor die laufenden abgeschlossen sind. Manchmal aber ergeben sich einmalige Gelegenheiten, wie das Umsetzen unseres Kunstprojekts, oder man hat eine zeitlich limitierte Aufgabe angenommen, wie das Clinical Skills Training – und dann kann sich das Ganze etwas verdichten. Keine Sorge, ich finde schon immer wieder Zeit für mich. Oder, vielleicht besser gesagt, mitten in vielfältigen, unterschiedlichen, sich jedoch ergänzenden Projekten zu leben, das bin ich.

Mein Arbeitspensum gibt vor, dass ich erst in sechs Tagen wieder in der Praxis arbeiten werde. Da gibt es viel Raum für Pendenzen und das Vorbereiten der Kunstinstallation. Auch der Brief an dich ist geplant.

Herzlich, und ja, warum nicht mal auf ein Treffen für einen Kaffee – *Bruno*

Menschliche Begleitung und medizinische Therapie

// 27.10.2016 //

✉ *Liebe Lisa –*

Die Zeit rast. Vieles hat sich ereignet in deinem und meinem Leben seit unserem Treffen in Montreux am Lac Léman. Und wir haben einige Mails darüber ausgetauscht, wo wir uns gedanklich gerade befinden.

Diese Mails zeigen mir wunderbar, wie unser Beruf nicht im luftleeren Raum schwebt, sondern Teil unseres Lebens ist, nicht neben unserem Leben steht, sondern dieses durchflicht. Es ist im Grunde genommen eine komplex adaptive Interaktion zwischen uns als Person und unserem Beruf, die unser Menschsein und unser Arztwerden gegenseitig formt und uns als gesamtes Wesen stetig weiterentwickelt, immer mit einem unvorhersehbaren offenen Ausgang. Diese beiden Teile bedingen und betreffen sich unmittelbar, und wir wissen nicht, wohin die Reise geht und welche Herausforderungen wir bewältigen werden müssen.

Damit docke ich an deine Gedanken in deinem letzten Brief vom 7. September 2016 an. Du beschreibst in deinem Brief

> Das Wissen um das Mitbetroffen-Sein ist eine zentrale Basis für eine personenbezogene Medizin, die alle medizinischen Interventionen, im Gespräch mit dem Hilfe suchenden Menschen, auf dessen Bedürfnisse ausrichtet. Diese können weit von dem abweichen, was wir als Mediziner tun könnten oder möchten.

sehr schön, wie wir in unserem ärztlichen Beruf von den Schicksalen der Menschen, denen wir als ÄrztInnen beruflich begegnen, existenziell mitbetroffen sind und wie technisch, defensiv, wie zum Selbstschutz, wir allzu oft medizinisch darauf reagieren. Und wie unser Verhalten, wenn es unreflektiert bleibt, den Menschen, die sich uns anvertrauen, nicht gerecht wird, für sie nicht hilfreich ist, ja sogar schädlich werden kann. Ich zitiere deine Aussage, die mich sehr beeindruckt und berührt: »Es ist verrückt und eigentlich kaum zu glauben, dass wir ÄrztInnen, wenn es um existenzielle Fragen geht, uns so rasch und gern hinter technischen Möglichkeiten verstecken. Wohl weil wir es insgeheim eben doch wissen, aber es ist zu schmerzhaft, um es wahrzuhaben: Wir sind auch PatientInnen. Wir altern auch. Wir werden auch krank. Wir sterben auch.«

Das Bewusstsein um dieses bei jeder Begegnung mit Patienten präsentes Mitbetroffen-Sein müssen wir Ärzte entwickeln. Und ja, dies ist ein Thema, das, neben allen medizinischen Fakten, ein fester Bestandteil in der beruflichen Weiterbildung zum Facharzttitel sein oder werden muss. Das Wissen um das Mitbetroffen-Sein ist eine zentrale Basis für eine personenbezogene Medizin, die alle medizinischen Interventionen, im Gespräch mit dem Hilfe suchenden Menschen, auf dessen Bedürfnisse ausrichtet. Diese können weit von dem abweichen, was wir als Mediziner tun könnten oder möchten. Diese Interventionen können vielleicht noch mehr von dem abweichen, was wir für uns selber beanspruchen würden, wenn wir von einer ähnlichen Situation betroffen wären. Das Bewusstsein um unser Mitbetroffen-Sein ermöglicht gleichzeitig die nötige Abgrenzung vom Schicksal des Patienten. Es fördert eine gute Balance zwischen empathischer Nähe und nötiger Distanz. Dies wiederum ist ein wichtiger Baustein dafür, für uns selber zu sorgen, damit wir uns bei unserer Arbeit nicht erschöpfen – eine Burn-out-Prophylaxe. Wir könnten es als Wechsel von einer»technisch möglichen« zu einer für den Patienten und den Arzt»menschen-möglichen« Medizin bezeichnen.

Wir alle werden durch die technischen medizinischen Möglichkeiten zum Erhalt und zur Wiederherstellung von Gesundheit bestimmt und nicht selten vom Wesentlichen abgelenkt, von dem, was wir für unser Wohlbefinden[28] benötigen. Um unser Wohlbefinden geht es letztlich bei allen unseren Bemühungen. Für das Wohlergehen einer Person und ihrer Familie wären nicht selten eher Pflege und menschliche Begleitung gefragt als endlose Spiralen von medizinischen Therapien und technischen Interventionen, wie es heute gang und gäbe ist.

Wir haben uns in Montreux gegenseitig gefragt, was uns bewogen hat, Arzt respektive Ärztin zu werden. Es fiel dir nicht leicht, es zu benennen. So beginne ich mit mir. Ich wollte schon immer Hausarzt werden. Dahinter stand ein romantisches Arztbild. Unser Dorfarzt hatte seine Hausarztpraxis in einem Nachbarhaus auf der anderen Seite der Straße. Ich sah, wie die Patienten in der Praxis ein und aus gingen. Wie sie im Alter immer mehr Mühe hatten, den kurzen Aufgang zur Eingangstür hinaufzugehen. Im Sommer, wenn die Fenster des Wartezimmers offen standen, hörte ich das Murmeln der sich unterhaltenden Patienten, nicht selten auch Lachen. Im Winter sah ich den Hausarzt den Schnee vom Garagenvorplatz wegräumen, damit er mit seinem VW Käfer zu den PatientInnen fahren konnte. Gelegentlich, wenn jemand von unserer Familie krank war, kam er für einen Hausbesuch vorbei. Seine Anwesenheit strömte Ruhe und Wärme aus. In der Wohnung roch es nach neuer Seife, die meine Mutter, zusammen mit einem frisch gewaschenen Handtuch, für den Arzt bereitgelegt hatte.

Schon als Jugendlicher hatte ich ein Flair für kranke Menschen. Ich besuchte alte Menschen im Dorf, wenn ich wusste, dass sie schwer erkrankt waren. Ihre Freude zu spüren war für mich ein wertvolles Erlebnis. Oft war es ein letzter Besuch, da sie kurze Zeit danach verstarben. Im Gymnasium liebte ich das

Die kraftvolle Wirkung bloßen beruhigenden Daseins habe ich bereits vor Beginn des Medizinstudiums bei meinem Großvater erfahren.

Fach Biologie. Der Film »Dr. Schiwago« begeisterte mich, wie damals viele andere Menschen auch. Natürlich gefielen mir, wie sicher allen Kinobesuchern, die wunderschönen Landschaften, die bezaubernde Lara und die emotionale Filmmusik mit den Balalaika-Melodien. Besonders aber beeindruckten mich zwei kurze und unscheinbare Szenen: die eine, als der junge Schiwago als Medizinstudent in tiefer Nacht bei schwachem Licht lernt, und die andere, als ein Arzt von einem Fest notfallmäßig zu einer erkrankten Patientin gerufen wird.

Die kraftvolle Wirkung bloßen beruhigenden Daseins habe ich bereits vor Beginn des Medizinstudiums bei meinem Großvater erfahren. Er litt an einer schweren, chronisch obstruktiven Lungenerkrankung, COPD, mit beängstigenden Asthmaattacken, die bei ihm damals nur mit Ventolin-Dosieraerosol behandelt werden konnte. Dies half kaum, wahrscheinlich weil er das Aerosol gar nicht mehr korrekt inhalieren konnte. Da er nicht krankenversichert war (vor 1996 war die Krankenversicherung in der Schweiz noch nicht obligatorisch), ging er so wenig wie möglich zum Hausarzt. Die Behandlung seiner COPD war deswegen auch für damalige Zeiten nicht optimal. Wenn ich ihn besuchte, atmete er nicht selten pfeifend und stützte sich vornübergebeugt mit den Händen auf den Tisch. Zur Unterstützung der Atembewegungen mithilfe der Brustmuskeln, wie ich später im Studium lernte. Ich blieb jeweils ruhig bei ihm, erzählte ihm irgendetwas aus meinem Leben, das ihn zu interessieren vermochte, lenkte ihn von seiner Atemnot ab, und bald atmete er wieder ruhig. Die Summe dieser Begebenheiten bestärkte meinen Wunsch, Medizin zu studieren und Hausarzt zu werden.

Liebe Lisa, erzählst du mir, wie es dazu gekommen ist, dass du Ärztin werden wolltest?

Herzlich – **Bruno**

// 9.11.2016 //

✉ *Lieber Bruno* –

Vielen Dank für deinen Brief. Du hast vieles auf den Punkt gebracht. Das tut mir gut, denn es bringt mir Klarheit.

Du sprichst an, wie wir uns von technisch-medizinischen Möglichkeiten ablenken, manchmal geradezu den Kopf verdrehen lassen und das Wesentliche aus den Augen verlieren. Wir streben nach Gesundheit – ein Ideal, eine Norm, ein Bild, das wir uns machen. Jung, stark, sportlich, unabhängig, ehrgeizig, schön. Wir hinterfragen dieses Bild nicht. Nur wenn wir dort sind, wenn wir das alles haben, können wir glücklich sein, das sagen wir uns. Ich frage: Was brauchen wir, um uns

> Wir streben nach Gesundheit – ein Ideal, eine Norm, ein Bild, das wir uns machen. Jung, stark, sportlich, unabhängig, ehrgeizig, schön. Wir hinterfragen dieses Bild nicht.

wohlzufühlen? Was ist uns wirklich wichtig? Denn alle Bemühungen zielen zuletzt auf unser Wohlbefinden ab, da hast du recht. Wir wollen unsere Bedürfnisse erfüllen,[29] auf allen Ebenen, vom Handfesten zum Feinen, vom physischen zum psychischen zum spirituellen. Bedürfnisse sind die Energien, die dem Leben dienen, sie sind das Herzstück von dem, was uns bewegt. Über sie drückt sich das Leben in uns aus; sie erlauben uns zu sein, zu wachsen.

Nun sind wir leider oft nicht gewohnt, haben es nicht gelernt, unsere Bedürfnisse zu klären. Oder wir sind uns gar nicht bewusst, dass wir Bedürfnisse haben. Wir denken:»Ich will dieses, ich will jenes, ich will ein neues Auto, ich will einen

> Wohlbefinden statt Gesundheit als Zielsetzung in der Medizin, das ist eine ausgezeichnete Idee. Wohlbefinden – der Begriff bringt uns automatisch in Verbindung mit unserem Körper, weg von unseren Gedanken, Vorstellungen. Wir wissen nämlich schon, worauf es ankommt, ganz tief drin.

neuen Partner, oder mit dieser oder jener Operation oder Therapie geht es dann sicher besser.« Dies sind Strategien, um Bedürfnisse zu erfüllen. Wenn wir aber nicht mit den Bedürfnissen in Kontakt sind, können wir schlecht voraussagen, was uns zu Glück und Wohlbefinden verhelfen wird. Wir sind erstaunt und enttäuscht, wenn wir unsere Bedürfnisse erfüllt haben und noch immer nicht glücklich sind. Also suchen wir weiter.

Wohlbefinden statt Gesundheit als Zielsetzung in der Medizin, das ist eine ausgezeichnete Idee. Wohlbefinden – der Begriff bringt uns automatisch in Verbindung mit unserem Körper, weg von unseren Gedanken, Vorstellungen. Wir wissen nämlich schon, worauf es ankommt, ganz tief drin.

Du sagst, wir üben unseren Beruf nicht im luftleeren Raum aus, er ist ein Teil unseres Lebens, durchflicht es. Die Arbeit mit den Menschen ist ein ständiges Vor und Zurück, eine komplexe adaptive Interaktion, ein Tanz eigentlich. Einmal führt mein Partner, einmal ich, es braucht ein feines Gespür und meine volle Aufmerksamkeit. Als ob etwas Neues entstehen kann zwischen zwei Menschen, eine Art Organismus, in dem der eine ohne den anderen nicht sein kann, aber jeder sich selbst bleibt, wo der eine den anderen zu dem macht, was er ist respektive wird. Das ist eine Kunst, und wenn es gelingt, ist es atemberaubend schön, und beide Seiten sind bereichert, inspiriert, lernen, wachsen. Ich kann das schwer beschreiben, da komme ich an die Grenzen der Sprache.

Aber wie ist es dazu gekommen, dass ich Ärztin werden wollte? Ich darf es fast nicht laut sagen ... Ich wusste nicht, was ich werden sollte. Ich war eine gute Schülerin, ausgeglichen in den Talenten und Vorlieben zwischen mathematisch-naturwissenschaftlichen Fächern und Sprachen, wenn auch mit mehr Zuneigung zu den Sprachen. Für meinen zukünftigen Beruf haben mich vor allem zwei Kriterien interessiert: Erstens, der Beruf soll mich interessieren, und zweitens, der Beruf soll mir Geld zum Leben liefern. Wie du sofort feststellst: durchwegs selbstbezogene Kriterien. Anderen zu helfen war jedenfalls nicht ein Ziel, eher ein angenehmer Nebeneffekt.

Kein Platz für Romantik wie bei dir. Dann spielte eher der Zufall eine Rolle, der Vater des Kindes, das ich damals hütete, wie auch der meines damaligen Freundes waren Ärzte, die mir damit in den Ohren lagen, und so bin ich mittelmäßig motiviert an den Numerus Clausus gegangen. Und weil ich den dann bestand, musste ich ja fast das Studium beginnen. Kein Doktor Schiwago als Inspirationsquelle bei mir. Aber irgendwie war es eben mein Weg, und ich habe die schwierigen Bedingungen in den ersten Assistenzjahren wohl gebraucht. Sie haben mich in meinen Grundfesten erschüttert und wachgerüttelt. Heute sehe ich viel klarer, worauf es für mich ankommt im Leben – dafür kann ich nicht genug dankbar sein. Ja, und da bin ich jetzt, wachgerüttelt und motiviert, in die Welt zu ziehen, um Gutes zu tun – und zufälligerweise bin ich Ärztin, das ist doch gar nicht so schlecht.

Ich habe gerade unsere Notizen vom Genfersee inspiziert. Wir unterhielten uns unter anderem über die Kultur des Verzichts, die Förderung des Nicht-Tuns? Möchtest du etwas dazu sagen oder zieht dir sonst ein Thema durch den Kopf?

Ich freue mich auf deinen nächsten Brief.

Herzlich – **Lisa**

Körper-
bilder

✉ *Liebe Lisa –*

Vielen Dank für deinen gestrigen Anruf. Ich hoffe, dass es deiner Großmutter wieder gut geht. Ich denke, wie du, dass es sich gestern bei ihrem Leiden am ehesten um eine kurze *tachykarde* [↗] Episode ihres *Vorhofflimmerns* [↗] gehandelt haben dürfte. Diese Episoden wirken sich bei ihr kreislaufwirksam aus (mit Schwindel und Übelkeit). Sie sollten an und für sich nicht gefährlich sein, da deine Großmutter mit einer »Blutverdünnung« vor einem möglichen Schlaganfall geschützt ist. Wichtig aber ist es, dass sie sich richtig verhält, denn gefährlich sind die möglichen Folgen, beispielsweise Stürze aufgrund des Schwindels. Bei Schwindel muss sie sich sofort hinlegen oder hinsetzen und nicht herumgehen, falls nicht nötig. Zusätzlich kann sie eine Tablette ihres *Betablockers* [↗] einnehmen und warten.

Falls solche Episoden unterwegs auftreten, können sie leider leichter zu Stürzen führen. Deine Großmutter sollte sich auch draußen sofort hinsetzen. Falls es keine Sitzgelegenheit gibt, auf den Boden, sich nicht noch lange zur nächsten Bank durchkämpfen.

So hoffe ich mit euch allen, dass deine Großmutter noch lange in ihrer eigenen Wohnung bleiben kann.

Herzlich – *Bruno*

// 11.11.2016 //

✉ *Lieber Bruno* –

Ich möchte dir ganz herzlich danken für deine Ratschläge und Hilfe für meine Großmama. Es war mir nicht recht, deine private Nummer wegen einer Patientin anzurufen. Andererseits erschien es mir logisch, dass ich meine assistenzärztliche Einschätzung mit dir als ihrem Hausarzt teile. Danke jedenfalls vielmals für die Vorschläge. Großmama geht sowieso nicht mehr allein außer Haus, und ich werde ihr nochmals sagen, dass sie sich hinlegen soll, wenn sie wieder ein Herzrasen verspürt. Die Nacht verlief ruhig, und heute Morgen hat sie sich gut gefühlt, wenn auch schwach. Ich gehe am Nachmittag noch einmal vorbei.

Dir wünsche ich noch eine intensive und inspirierende Zeit vor der Vernissage!

Ich freue mich und bin gespannt auf den Sonntag.

Herzlich – *Lisa*

// 22.11.2016 //

✉ *Liebe Lisa* –

Bei deinem Gedankenflug im Brief vom 9. November 2016 über die Komplexität und das gegenseitige an sich Wachsen und Werden sprichst du wie der Religionsphilosoph Martin Buber. Du schreibst, »wo der eine den andern zu dem macht, was er ist, wird«, Martin Buber sagt dazu, »ich werde am Du«. Er entwickelt diese vier Worte in verwickelter und gleichzeitig höchst präziser Sprache in seinem Buch »Das dialogische Prinzip«.[30] Die Quintessenz regt sehr zum Nachdenken an. Sie zeigt uns als »Leib«, der mehr ist als ein Körper, in seinem vital unabdingbaren sozialen Sein. Und wenn jemand aus unserem

> **Den Menschen ins Zentrum unserer Aufmerksamkeit zu stellen, darin liegt mehr als die Therapie des Körpers und der Psyche, darin liegt Heilung des ganzen Menschen.**

sozialen Gefüge herausbricht oder stirbt, ist dies wie eine Amputation. Einmal mehr sind wir als Ärztin oder Arzt durch unsere Beziehung sehr nahe an dieser existenziellen Erfahrung unserer Patientinnen und Patienten – und von uns selber. Sie durch medizinisch-technischen Aktivismus auszublenden ist höchst bedenklich. Den Menschen ins Zentrum unserer Aufmerksamkeit zu stellen, darin liegt mehr als die Therapie des Körpers und der Psyche, darin liegt Heilung des ganzen Menschen. Nun sind wir mit unseren Überlegungen philosophisch bis fast religiös geworden. Der Arztberuf reicht bei sorgfältiger Betrachtung wirklich sehr tief ins Menschsein.

Deine recht nüchterne Motivation für den Arztberuf erstaunt mich. Ich hätte mir, wie ich dich kennengelernt habe, eine idealistischere Version vorgestellt. Du bist jedoch sehr schnell auf das Wesentliche des Berufs vorgestoßen.

An der Einladung, die ich dir mit meinem letzten Brief geschickt habe, siehst du, dass ich neben meinem Arztberuf auch als Kunstschaffender tätig bin. Vor einigen Jahren begann ich mit Esther Quarroz, einer Theologin und Kunsttherapeutin, zusammenzuarbeiten. Nun haben wir gemeinsam die dritte Performance und Kunstinstallation kreiert.[31] Es hat mich sehr gefreut, dich und deine Mutter an unserer Vernissage/Finissage der Kunstinstallation »Complexity No. 1« zu treffen. Esther Quarroz und ich haben diese »art – science« Installation als Abstract für den zweiten internationalen Kongress »Putting Systems and Complexity Sciences into Practice – Sharing the Experience« eingereicht, der am 9. und 10. November 2016 in Billings, USA, stattfand.[32] Zeitgleich mit dem Kongressprogramm – die Zeitverschiebung zwischen Bern und Billings beträgt acht Stunden – haben wir in Bern an unserer Installation gearbeitet. Jeweils zu Beginn und am Ende des Kongresstages führten wir eine fünfzehnminütige interaktive Telekonferenz mit den KongressteilnehmerInnen in Billings durch. Wir zeigten den Kolleginnen und Kollegen in den USA anhand einer Fotodokumentation, die der Berufsfotograf Andreas Fahrni als teilnehmender Beobachter unseres Tuns erstellt hat, die kontinuierliche Entwicklung unserer Installation. Sie übermittelten uns umgekehrt ihre Wahrnehmungen, Gedanken und Emotionen zu unserer Kunstinstallation.

Worum ging es uns drei Kunstschaffenden? Mit unserer Performance und Installation wollten wir uns im Dialog zwischen Kunst und Wissenschaft der Komplexität aus visuell-formaler Perspektive annähern, dies im Kontrast zur üblichen wissenschaftlich-verbalen Vorgehensweise, wie sie auch am Kongress in Billings stattfand. Unser Kunstprojekt ist im Lauf des vergangenen Jahres während vieler Gespräche in uns herangereift. Wir suchten nach einem geeigneten Ort für die Umsetzung einer Kunstinstallation – und da stießen wir auf Bil-

Unser Erleben von Gesund- und Kranksein hinterlegen wir als »Bilder im Körper«. Daraus kreieren wir unsere Realität, unsere Welt.

lings. Das wissenschaftliche Komitee hatte den Mut zu diesem außergewöhnlichen Projekt mit unbestimmtem Ausgang.

Unserer Idee zugrunde liegt eine berufliche Erfahrung, die Esther als Kunsttherapeutin und ich als Arzt täglich machen: Unser Erleben von Gesund- und Kranksein hinterlegen wir als »Bilder im Körper«. Daraus kreieren wir unsere Realität, unsere Welt. Diese Bilder sind bei jedem Menschen individuell. In einer therapeutischen Interaktion werden diese sehr bedeutend. Der erzählende Patient und die aktiv zuhörende Therapeutin leben in sehr unterschiedlichen Bildwelten. Der Arzt sieht anatomische Bilder und physiologische Zusammenhänge, in die er die Beschwerdeschilderung des Patienten übersetzt. Die Patientin ohne anatomisch-physiologisches Wissen sieht wahrscheinlich eher archaische, mythische oder von der Fantasie geprägte Bilder. Damit eine gemeinsame Reise durch das Kranksein in Richtung Genesung oder Heilung stattfinden kann, müssen diese Bildwelten erfasst und aufeinander abgestimmt werden. ÄrztInnen und PatientInnen müssen bei ihrer Begegnung eine gemeinsame Wirklichkeit schaffen.

Dazu ein höchst eindrückliches und ergreifendes Beispiel, das Esther Quarroz in ihrer früheren Tätigkeit als Spitalseelsorgerin im Kinderspital in Bern erlebt hat: Ein fünfjähriger Bub, Leo, lehnte die Chemotherapie, die wegen einer akuten Leukämie durchgeführt werden musste, kategorisch ab. Ärzte und Eltern waren verzweifelt. Esther Quarroz hörte dem Knaben zu: Er habe weiße Löwen in seinem Blut, die man töten wolle, meinte er. Diese seien seine Freunde und Beschützer. Und Freunde dürfe man nicht töten. Das innere Bild mit den weißen Löwen kreierte Leo aus dem Wort »Leu«-kämie (»Leu« ist das schweizerdeutsche Wort für Löwe) und »weiße« Blutkörperchen, von denen man ihm erzählte. »Bekämpfen« und »abtöten« entnahm er der typischen, von militärischen

Metaphern geprägten Sprache der Onkologen. Esther Quarroz konnte dem Buben erklären, dass diese weißen Löwen in seinem Blut nicht am richtigen Ort sind, dass sie deshalb an einen anderen Ort verlegt werden müssen. Es gelang ihr, mit dem Knaben eine gemeinsame Bildwelt – und damit eine gemeinsame Wirklichkeit – zu schaffen. Leo ließ die Therapie schließlich zu.

Eine solche Situation birgt sehr viel Komplexität. Ähnlichen Beispielen begegnen wir bei jedem Patientenkontakt in großer Vielfalt. Im Folgenden verbinde ich die Terminologie der komplexen adaptiven Systemtheorie mit unserer beruflichen Realität. Bei einer Arzt-Patienten-Begegnung treten gleichzeitig mehrere Systeme auf unterschiedlichen Ebenen miteinander in Beziehung. Der Patient, der Arzt und ihre Begegnung können je als komplex adaptive interagierende Systeme betrachtet werden. Auf der einen Seite steht das System des Patienten; die Person mit seinem Symptom. Dieses entsteht durch hochkomplexe biologische Phänomene im Körper. Durch psychische Faktoren, soziale Einflüsse, Bildung, Lebensgeschichte und aktuellen Lebenskontext etc. wird das Symptom mitgeprägt und führt zu einem individuellen einmaligen Kranksein und Krankheitserleben des Patienten. Auf der anderen Seite findet sich der Arzt als Person mit medizinischem Fachwissen. Sein Wissen und Können ist geprägt durch den Stand der Wissenschaft, seine medizinischen Lehrpersonen und Weiterbildungsstationen sowie seine persönlichen Interessen; seine Person ist wiederum geprägt durch seinen persönlichen Lebenskontext, seine Lebensgeschichte, Einstellungen und Werte etc. All diese Faktoren prägen sein individuelles, einmaliges Arzt-Sein.

Bei der Begegnung von Arzt und Patient interagieren diese komplexen Systeme untereinander mit Gesprächen, Untersu-

Kommt dir das bekannt vor: Lösungen, die im Kontakt mit dem Patienten plötzlich im Raum stehen, jenseits von Richtlinien und dem, was man aus wissenschaftlicher, medizinisch-technischer Sicht erwartet hatte?

chungen, Überlegungen und Vereinbarungen etc. Daraus emergieren Lösungen, manchmal, gerade bei verwickelten Situationen, überraschende Lösungen, die für den Arzt und den Patienten und seine Familie nicht vorhersehbar waren, wie beim kleinen Leo. Kommt dir das bekannt vor: Lösungen, die im Kontakt mit dem Patienten plötzlich im Raum stehen, jenseits von Richtlinien und dem, was man aus wissenschaftlicher, medizinisch-technischer Sicht erwartet hatte?

In unserer Kunstperformance wollten Esther Quarroz und ich diesen komplex adaptiven Prozess durch Interaktionen mit verschiedenen Systemen auf unterschiedlichen Ebenen darstellen: Einerseits beinhaltete die Kunstperformance das System von Esther Quarroz und mir mit unseren je eigenen Bildwelten. Mit der Zusammenarbeit von uns beiden Kunstschaffenden und dem Fotografen, der als teilnehmender Beobachter ein weiteres System darstellte, und schließlich den KongressteilnehmerInnen in Billings, die wiederum ein System bildeten, das sich aus Einzelpersonen aus unterschiedlichsten Ländern mit einem gemeinsamen wissenschaftlichen Interesse zusammensetzte, traten weitere Systeme zur Kunstperformance hinzu.

Unser Werk wollten wir mit einfachen Mitteln erstellen, mit »wertlosem« Material, Abfall. So stießen wir auf PET-Verpackungsmaterial. Für unsere gesamte Kunstperformance folgten wir rein ästhetischen Kriterien. Zu Beginn schütteten wir das gesamte Material auf einen Haufen. Dieses Chaos ordneten wir auf dem Boden. In einer anfänglich strengen Ordnung fand ein Restbestand von PET keinen Platz, ohne dass er gestört hätte. Diese Auslage war zwar ästhetisch ansprechend, wir empfanden sie jedoch als starr, sie blockierte uns. Die Rückmeldungen von unseren KollegInnen aus Billings fielen bei der Präsentation ähnlich aus. Aus der Starre lösten wir uns, indem wir einen Teil der Ordnung mutwillig zerstörten. So entstand neuer Raum für Bewegung und Kreativität und zudem auch Platz zur Integration des zuvor störenden Restbestands. Wir beließen nur noch eine ausgedünnte Menge an PET-Verpackungsmaterialien auf dem Boden, teils geordnet und teils ungeordnet, in einem für unser Befinden gut erträglichen Maß. Die übrigen PET-Gegenstände füllten wir in einen Sack. Die Ausdünnung und die instabile Balance zwischen Ordnung und Chaos öffneten den Raum für neue Intuitionen und ermöglichten die nächsten kreativen Schritte. Wiederum empfanden die medizinischen Wissenschaftler in Billings ähnlich, wenn sie an ihre Forschungsarbeit und die Arbeit mit ihren Patienten dachten. So schufen wir vor der PET-Auslegeordnung lustvoll einen verspielten Vorhang aus formbaren Drähten, an denen wir organisches Material befestigten: Herbstblätter, Ästchen, kleine Tierfiguren ... Es war eine neue Situation entstanden, an die wir zu Beginn der beiden Tage nicht einmal gedacht hätten. Gleichzeitig wussten wir, dass auch diese Situation nicht das Ende ist, sondern nur ein vorübergehender Halt auf dem Weg zu vielen weiteren Möglichkeiten.

Ist es nicht auch so in unserem eigenen Leben und in unserem beruflichen Alltag? Wir sind nie am Ende, immer unterwegs, in komplex adaptiver Interaktion mit Menschen, unserer Umgebung und unseren unterschiedlichen Rollen, mit immer neuen Schritten zu vorläufigen Lösungen von Problemen. Einige Probleme gehen wir aktiv an. Für andere Probleme ergeben sich im Schlepptau der Aktivitäten Lösungen wie von selbst. Und immer wieder sind diese völlig überraschend.

Die wissenschaftlich orientierten Kolleginnen und Kollegen in Billings und wir drei Kunstschaffenden in Bern konnten anhand des virtuellen Austauschs über den Atlantik eindrücklich erfahren, dass sich Wissenschaft und Kunst gegenseitig bereichern – und dass die Gesetzmäßigkeiten der Komplexität gleichermaßen auf kognitive und ästhetische Art erfahren werden können.

Diese wertvollen Eindrücke klingen sehr in mir nach. Ich bin gespannt, wie du den Faden weiterspinnen wirst.

Herzlich – **Bruno**

✉ *Lieber Bruno –*

Du bist wirklich unglaublich vielseitig! Im Kino[33] konnte man dich schon bewundern, du bist Buchautor und Künstler. Und das alles neben einem ausgefüllten Hausarztleben. Es scheint, als ob da etwas herausprudeln will aus dir, voller Energie. Als ob du damit ausdrückst, dass das Ärzteleben noch einen anderen Ausdruck braucht als das übliche Wissenschaftlich-Verbale, wie du es nennst. In immer wieder neuer Form, im Film, in der Musik, im Schreiben, im Malen oder in der Bildhauerei. Dieses Wissenschaftlich-Verbale hat uns weit gebracht, aber jetzt müssen wir anerkennen, dass es nicht alles ist, nicht alles erklären und ausdrücken kann.

> **Dieses Wissenschaftlich-Verbale hat uns weit gebracht, aber jetzt müssen wir anerkennen, dass es nicht alles ist, nicht alles erklären und ausdrücken kann.**

Gilt dies nicht vielleicht für alles Lebendige? Dass alles, was innerlich verarbeitet wird, wieder hinauswill, in einer Form von Ausdruck? Und dass in diesem Ausdruck, wenn er nur verbal und logisch ist, etwas fehlt? Ich habe jemanden sagen hören: Wir sind ein Haus mit mehreren Stockwerken, aber bei den meisten Menschen ist nur das oberste Stockwerk bewohnt. Es zahlt sich nicht aus, nur das oberste Stockwerk zu bewohnen. Die anderen Stockwerke sind trotzdem da, und es gehen Dinge vor sich, verschieben sich, stauen sich an, kommen hoch. Wenn wir zu lange warten, brechen wir plötzlich aus wie ein Vulkan, oder vielleicht implodieren wir und versinken in der Depression oder im Burn-out. So finde ich es ein großartiges Symbol, dass das Komitee des Billings-Kongresses euer gewagtes Projekt akzeptiert hat. Über das Komplexe können wir wirklich nicht nur reden. Es muss erlebt, gefühlt werden.

Was ich bei eurer Vernissage/Finissage erlebt habe, war eine eigentümliche und interessante Verschiebung. Zuerst war ich ein wenig ratlos. Ich konnte den Raum, die verschiedenen Objekte und Bilder auf mich wirken lassen, ja, aber es hat mich nicht sofort angesprochen. Ein bisschen war ich also verloren zwischen den transparenten PET-Verpackungen, dem Sack und dem feinen Vorhang mit den kleinen Plastiktierchen und Herbstblättern.

Erst durch den Austausch mit Esther Quarroz, Andreas Fahrni und dir wurde die Installation für mich fassbar, lebendig. Ich konnte eintauchen und mich verbinden mit eurem Erleben während der Arbeit am Projekt, mich berühren lassen vom Zauber der Möglichkeit, dem ihr Raum und Zeit gegeben habt. Danach war mein Blick nicht mehr derselbe. Nun sah ich die gleichen Verpackungen, Sack und Vorhang im Raum als Momentaufnahme, vorläufige Lösung in einem vielschichtigen Prozess. Das hat sich ganz anders angefühlt.

Esther Quarroz und du, ihr thematisiert die Bilder im Körper und vom Körper, die so wichtig sind für die therapeutische Interaktion. Wie ich in die Ausstellung gekommen bin, so kommt ein Patient in die Sprechstunde – mit seiner eigenen Geschichte, Erfahrungs- und Bildwelt. Und je nachdem klingt etwas auf eine Weise in ihm an, oder auf eine andere Weise, oder es bleibt abstrakt.

Die Verschiedenheit der Körperbilder unserer Patienten und unserer eigenen dürfen wir, wie du sagst, in unserer Arbeit als Ärzte keinesfalls unterschätzen. Wenn ich jeweils zu vergessen drohe, was die Patientinnen und Patienten für Körperbilder, Bilder vom und im Körper haben, erinnere ich mich gerne an das Bild, das ich (noch während des Studiums) von der *Blut-Hirn-Schranke* [↗] hatte: Ich stellte mir tatsächlich eine Schranke, eine Art Haut quer durch die Blutgefäße vor, dort wo der Hals aufhört und der Kopf anfängt. Woher hätte ich es besser wissen sollen? Die Dozenten sprachen alle von der Blut-Hirn-Schranke, aber weil es für sie so klar war, worum es sich handelt, haben sie es nicht genauer erklärt. Ein anderes Beispiel: Es war mir lange schleierhaft, wie die Lebensmittel vom Darm in den Körper kommen. Ich hatte davon nicht einmal eine eigene Vorstellung.

Ich möchte hier eine einfache Methode zum Überprüfen und Abgleichen der eigenen Realität mit jener deines Gegenübers anbieten: Nachdem du etwas gesagt hast, fragst du dein Gegenüber: »Was hast du mich sagen hören?« Eine einfache und doch unkonventionelle Frage. Bei einigen Menschen dürfte sie Unverständnis auslösen – wenn ich aber dann erkläre, dass es mir wirklich am Herzen liegt, dass wir vom Gleichen reden, dass wir von dort aus zusammen eine Lösung suchen, dann dürfte kaum jemand Einwände haben. Die Antworten auf diese simple Frage haben mich oft überrascht. »Das hab ich doch überhaupt nicht gesagt, wie ist das möglich?«, denke ich dann. Aber es ist eben möglich. Zum Glück habe ich nachgefragt.

Gerade hatte ich ein Gespräch mit meiner Mutter rund um meine Großmama, eines von mehreren. Es ist nicht ganz einfach für meine Mama. Als Schwiegertochter ist sie, mit Unterstützung der Spitex, hauptsächlich zuständig für die Betreuung meiner Großmama, deiner Patientin, die nun über neunzigjährig, schwerhörig und sehr unsicher beim Gehen ist und alleine in ihrer Wohnung im dritten Stock lebt. Die Treppe kann sie nicht mehr alleine begehen, einen Lift gibt es nicht. Meine Mama hat viele Aufgaben übernommen, weil sie im Gegensatz zu meinem Vater und dessen Schwester selbständig erwerbend ist und darum zeitlich flexibel. Noch dazu fällt es ihr dank ihrem beruflichen Hintergrund – sie hat lange mit Menschen mit Behinderung gearbeitet – und den Erfahrungen mit den eigenen Eltern leichter als meinem Vater und meiner Tante, mit älteren oder kranken Menschen umzugehen. Nicht dass meine Mutter die Arbeit nicht machen oder die Verantwortung nicht tragen möchte, aber einige Themen beschäftigen sie. Einerseits hätte sie gerne von meiner Großmama möglichst klar formulierte Wünsche: Was ist ihr jetzt noch wichtig? Was sind ihre Leitlinien, Prioritäten, wenn wir in der Familie etwas entscheiden müssten und sie nicht mehr für sich selber sprechen könnte? Zudem würde meine Mutter sich wünschen, von meiner Großmutter eine klare Anfrage zu bekommen: »Das ist es, was ich möchte, bist du damit einverstanden, mir zu helfen?« Dann hätte meine Mama die Möglichkeit, darauf zu reagieren: »Dieses kann ich für dich tun, jenes nicht.« Die Karten lägen auf dem Tisch. Nicht ganz einfach, denn Großmama scheint hin- und hergerissen – an guten Tagen pocht sie auf ihre Autonomie und will unbedingt noch in ihrer Wohnung bleiben. An schlechten Tagen zweifelt sie, ist entmutigt, sie fragt sich:»Wäre ich nicht doch besser aufgehoben im Alters- und Pflegeheim?« Und diese Ambivalenz, die für mich gut nachvollziehbar ist, steht in Konflikt mit der Klarheit und Vorausplanung, die sich meine Mutter wünscht. Dabei geht es meiner Mama eben gerade darum, die Autonomie von Großmama hochzuhalten, indem sie darauf besteht, dass sie für sich selbst entscheidet. Meine Mutter möchte alles möglichst so machen, wie Großmama es sich wünscht. Weil gerade dies meiner Mutter Sicherheit gibt, weil es der Hilfe Sinn verleiht. Dabei soll, so präzisiert sie, auch Raum für Flexibilität bleiben. Es geht einfach darum, dass klare Ansagen und Aussprachen stattfinden, wenn nötig immer wieder. Auf der Seite von Großmama ist hingegen, wie oft in ähnlichen Situationen, die Belastung der Helfenden ein Thema. Ist es nicht zu viel? Wo sie kann, möchte sie die Helfenden entlasten, etwas zurückgeben. Und gerade dort käme meiner Großmama eine wichtige Rolle zu: Indem sie ausdrücken würde, was für sie wichtig ist in jedem Moment, und sie auch die erlebte Ambivalenz ansprechen würde, nähme sie eine Last von meiner Mutter. Diese fühlt sich in ihrer Rolle als Helfende nur wohl, wenn ihre Hilfe mit den Werten der Empfängerin abgestimmt ist.

Das Gespräch mit meiner Mutter hat in mir nachgeklungen, als ich deine Worte über Komplexität, Adaptation und Dialog gelesen habe. Komplex sind sie wirklich, Interaktion und Kommunikation zwischen Menschen. Ich bin beeinflusst durch meine Erfahrungen, Glaubenssätze, mein Bild darüber, wie die Welt funktioniert und mein Bild von meinem Gegenüber. Dann sind da die Wahrnehmungen, laufend, alles was ich mit meinen Sinnen registrieren kann von der Umwelt. Und dann fühle ich etwas in jedem Moment, etwas ist in mir lebendig, bewohnt mich, in der Alltagssprache sagen wir: So geht es mir gerade. Die Geschichten, Gedanken, die mich durchkreuzen, bewusst oder unbewusst, sie interagieren, sie sind verwoben mit meinen Gefühlen und meinen Wahrnehmungen. Sie weisen darauf hin, dass meine Sehnsucht, meine Bedürfnisse erfüllt sind oder nicht. Und, um es richtig kompliziert zu machen: Das Gleiche passiert laufend in meinem Gegenüber – mit seinen eigenen feinen Schichten, Wirbeln, Komplex und doch so einfach, wenn wir aufpassen und auf unser Inneres hören, wahrnehmen, ausdrücken, was in uns ist, nachfragen, was lebendig ist in unserem Gegenüber.

Nun stelle man sich vor, eine Ärztin trifft auf einen Patienten, sie haben eine Viertelstunde oder sagen wir zehn Minuten Zeit füreinander. Oft ist dies nicht einfach, leider. Weil wir in vielen Fällen nicht gelernt haben und nicht so erzogen wurden, dass wir es wagen, offen zu sagen, wie es uns geht oder worum es uns geht, was wir wirklich möchten. Das ist auch die Quintessenz aus dem Akronym ICE, das du einmal in einem Artikel[34] vorgestellt hast; nachzufragen nach den Vorstellungen, Bedenken und Erwartungen. Nach den Geschichten eben, dem Bild von sich und der Welt, dem Bild von der Krankheit und der Gesundheit, vom eigenen Körper. Um wenigstens zu versuchen, eine gemeinsame Realität zu schaffen, aus der eine Lösung aufsteigen, hervortreten, sich herauskristallisieren kann. Emergieren, sagst du. »Emerger« steht im Französischen für »sich zeigen, zum Vorschein kommen, zutage treten, auftauchen«. Heißt das, dass die Lösung schon da war? In all diesen Worten ist diese Dimension vorhanden.

»Eine gemeinsame Realität schaffen«, heißt das nicht auch, eine Verbindung schaffen? Sobald ich sicher bin, dass du mich gehört, gesehen, vielleicht verstanden hast in meiner intimen, persönlichen Wirklichkeit, fühle ich mich nicht in diesem Moment tief mit dir verbunden? Ich habe jemanden sagen hören: Suche nicht nach der Lösung, kümmere dich darum, die Verbindung zu deinem Gegenüber herzustellen – und die Lösung wird euch finden, sie wird euch zufallen. »La solution va vous trouver, elle va émerger.« So als wäre sie schon die ganze Zeit da gewesen, aber wir haben sie nicht gesehen, nicht sehen können. Für mich hat das mit einem Vertrauen in das Leben zu tun, dass das Leben sich um uns kümmern wird, uns nicht im Stich lassen wird. Dass das Leben, das durch uns zum Ausdruck kommt, uns einen Weg zeigt. Aber es ist fein, das Leben, subtil, ich wünschte, wir würden ihm Raum geben, uns etwas lösen von der Idee, dass wir selbst alles im Griff haben, dass wir die Regie führen in unserem Film, dass wir allein für unser Schicksal verantwortlich sind. Vielleicht gibt es gar nicht so viel zu tun und zu denken. Wir dürfen uns entspannen. Und wenn wir dann ruhig, friedlich, entspannt sind, dann komme, was wolle. Dann komme, was schon da war? Mal sehen! Es könnte überraschend werden. Und schwierig. Und traurig. Es könnte sehr, sehr wehtun. Es könnte absurd sein und interessant und amüsant. Das Leben eben.

Damit möchte ich schließen. Ich bin gespannt, wie es weitergeht!

Herzlich – *Lisa*

Für eine personen- bezogene Medizin

// 2.1.2017 //

✉ *Liebe Lisa –*

Ich habe unsere letzten Briefe noch einmal gelesen. Wir haben uns sehr eingehend und einfühlend mit der respektvollen Begegnung unter uns Menschen befasst. Wir haben die Interaktionen betrachtet, mit denen wir uns unsere Bedürfnisse gegenseitig mitzuteilen versuchen. Die komplex adaptive Systemtheorie und die Kunst helfen uns gleichermaßen zu verstehen, was sich bei diesen Vorgängen, in der Regel unbemerkt, abspielt. In unseren Briefen erfahren wir, dass bei beruflichen und privaten Begegnungen dieselben Gesetzmäßigkeiten zu gelten scheinen. Zu Beginn unseres Briefwechsels hatten wir besorgt festgestellt, dass sich die heutige, technisch orientierte Medizin von diesen selbstverständlichen zwischenmenschlichen Begebenheiten teilweise weit entfernt hat. Es ist uns ein tiefes Anliegen, dass der Mensch mit seinen ganz persönlichen Anliegen im Zentrum aller medizinischen und therapeutischen Bemühungen stehen muss. Und es ist uns wichtig, dass Gesund- und Kranksein, unser Wohlbefinden und Unbehagen

> **Es ist uns ein tiefes Anliegen, dass der Mensch mit seinen ganz persönlichen Anliegen im Zentrum aller medizinischen und therapeutischen Bemühungen stehen muss.**

von allen umfassend verstanden werden – als Produkt eines interaktiven Geschehens unserer Person mit unserem eigenen Leib und seinen Anlagen/Veranlagungen, seiner Anfälligkeit und Verletzlichkeit, seiner Anpassungs- und Lernfähigkeit; mit unserer Familie; mit der uns umgebenden Natur, unserer Berufswelt, der Gesellschaft, den technologischen Möglichkeiten; mit unseren eigenen und gesellschaftlich mitgeprägten philosophischen und/oder religiösen Werten.

Ich hoffe, dass wir mit unseren im Grunde genommen einfachen Gedanken alle Ärztinnen und Ärzte erreichen, und alle, die sich kranken Menschen widmen, aber auch jede Einzelne und jeden Einzelnen von uns, ob wir nun gesund sind, uns gesund fühlen oder, manchmal schneller als erahnt, von einer Krankheit betroffen sind.

Morgen wirst du nach deiner Auszeit wieder mit einer Spitaltätigkeit beginnen. Du wirst auf einer psychosomatischen Abteilung arbeiten. Ich vermute, dass du dort mit unseren Gedanken offene Türen einrennen wirst. Und das würde mich sehr freuen.

Ich wünsche dir einen guten Start und viel Freude bei deiner behutsamen Arbeit mit kranken Menschen.

Herzlich – *Bruno*

✉ *Lieber Bruno* –

Ich mag deine Zusammenfassung, sie schlägt sehr schön den Bogen über und um alles, worüber wir uns ausgetauscht haben. Sie trifft den Kern, zeigt, wo wir hinwollen, umschreibt unsere Vision von der Medizin, »dass der Mensch mit seinen ganz persönlichen Anliegen im Zentrum aller medizinischen und therapeutischen Bemühungen stehen muss«, wie du es ausdrückst.

Was ich nun noch anfügen möchte, sind meine praktischen Werkzeuge. Sie haben mich nämlich dazu gebracht, so zu denken, ja eigentlich so zu sein, wie ich es in den Briefen beschrieben habe. Diese Werkzeuge helfen mir jeden Tag, das umzusetzen, was ich für mich als wahr und richtig sehe. Vielleicht sind für dich die Werkzeuge die komplex adaptive Systemtheorie und die Kunst. Diese beiden Zugänge kenne ich nicht so gut – vielleicht werde ich sie noch entdecken?

Mein erstes Werkzeug ist die Achtsamkeit (zum Beispiel im Sinne der Mindfulness-based-stress-reduction, MBSR, von Jon Kabat-Zinn).[35] Mit der Achtsamkeit habe ich vor allem mich selbst besser kennengelernt: Präsent zu sein im Körper, mich zu achten, was ich gerade brauche. Mich um mich selbst zu kümmern. Das ist der erste Schritt, aber natürlich wollte ich dann nicht nur bei mir allein bleiben, ich wollte ja hinaus in die Welt und in den Austausch. Mich in der Reibung mit den anderen freuen und ärgern, Neues entdecken, wachsen, lernen, leben.

Dabei hilft mir mein zweites Werkzeug, das eher eine innere Haltung ist, die meine Sicht auf die Welt (und damit tatsächlich meine Welt) ganz grundlegend verändert hat: die Gewaltfreie Kommunikation nach Marshall Rosenberg.[36] Rosenberg sagt: Alles, was wir denken, sagen, tun, rührt von einem Bedürfnis her, das erfüllt ist oder nicht. So gibt es nicht richtig oder falsch, gut oder böse. Es gibt nur uns Wesen, die wir versuchen, unsere Bedürfnisse zu erfüllen, so gut wir es können. Da waren wir in unseren Briefen nahe daran, du schreibst: »Wir haben die Interaktionen betrachtet, mit denen wir uns unsere Bedürfnisse gegenseitig mitzuteilen versuchen.« Und die Interaktionen sind leider oft verdreht und tragisch, wenig hilfreich. Ich habe erlebt, dass ich, wenn ich mithilfe der Gewaltfreien Kommunikation alles, was ich denke, sage und tue (und was andere sagen und tun), entschlüssle und übersetze, um die Bedürfnisse darunter aufzudecken, auf einmal in einer Welt bin, die ganz klar ist. Es gibt dann nicht mehr so viel zu tun, kein Herumirren mehr, alles ist ruhig und klar.

Die Gewaltfreie Kommunikation ist auf der einen Seite ein praktisches Werkzeug, ähnlich der Grammatik einer Sprache, aber hauptsächlich geht es um die einfühlsame, neugierige, offene Haltung, sich selber und den anderen gegenüber. Sie hilft

> **Alle Systeme, die Wissenschaft, die Technik, die Politik, die Gesetze und natürlich auch die Medizin, haben wir geschaffen, damit sie uns, dem Leben dienen.**

mir, authentisch zu sein und lebendig, meine Wahl zu treffen und in die Richtung einer friedlichen, lebensnahen Welt zu gehen. Einer Welt, die dem Leben dient – und damit uns, denn wir sind ja das Leben, und wir sind die Natur, mit all unseren Mit-Lebewesen. Alle Systeme, die Wissenschaft, die Technik, die Politik, die Gesetze und natürlich auch die Medizin, haben wir geschaffen, damit sie uns, dem Leben dienen. Wenn sie das nicht tun, haben sie sich verselbständigt, und es gilt, sie – bestimmt und aus der inneren Kraft heraus – zu transformieren. Und das ist ganz, ganz schwer. Aber es ist möglich. Jede und jeder hat die Wahl, bei sich selbst anzufangen und dabei seine eigenen Werkzeuge, seinen eigenen Weg zu finden. Das Wichtigste ist, überhaupt mit dem Suchen zu beginnen.

Ich stelle mir eine Medizin vor, die den Menschen dient und sie zu sich selbst zurückbegleitet, statt als Handlangerin überhöhter Hoffnungen und falscher Vorstellungen aufzutreten. Ich wünsche mir, dass wir, die diese Medizin anbieten, uns Fragen zu unserem eigenen Leben stellen, und auch zu unserem Tod. Uns klarwerden, dass der Tod eine Bedingung für das Leben ist. Es erfüllt mich mit Dankbarkeit, dass ich mit kranken Menschen arbeiten darf, dass ich als Begleiterin in entscheidenden Momenten dabei sein darf, voller Demut und Respekt dafür, was diese Menschen erleben. In der Krankheit und in der Krise wird oft ein bisher stabil erscheinendes System durchgeschüttelt, die Wände unseres Selbst- und Weltbildes werden dünner. Und manchmal bildet sich ein Riss, und dieser Riss kann zu einer Tür werden und dem Leben eine neue Wendung geben. Bei diesem Prozess dabei zu sein und vielleicht etwas beizutragen, durch mein Zuhören, mein Verständnis, die menschliche Verbindung, auf Augenhöhe – eigentlich durch meine Liebe – ist für mich das größte Geschenk. Menschen in den schwierigsten Situationen zu begleiten, zu sehen, dass sie alles in sich tragen, was sie zu einem erfüllten Leben brauchen, und mit ihnen diesen Weg zu sich selbst wieder freizulegen, das sehe ich als meine große Herausforderung und riesige Chance als Ärztin an. Ich kann mir nichts Besseres als Aufgabe fürs Leben vorstellen.

Herzlich – *Lisa*

✉ *Liebe Lisa –*

Du sprichst von der Grundhaltung, mit der wir durchs Leben gehen und unseren ärztlichen Beruf ausüben sollen: vom Respekt gegenüber uns selber und der »klugen Sorge um uns selbst«[37] im Sinne der Achtsamkeit; vom Respekt gegenüber unseren Mitmenschen mit ihren eigenen Bedürfnissen und Zielen; von einer Gewaltfreien Kommunikation als verbindendem Element unter den Menschen und vom verantwortungsvollen Handeln.

Ein guter Moment, unser gemeinsames Nachdenken, mittendrin, zu unterbrechen.

Wir sind nicht am Ende des Prozesses angelangt. Die Reflexionen müssen weitergedacht werden, von jedem einzelnen Menschen, ob gesund oder krank, ob Arzt oder Patient, ob politischer Entscheidungsträger oder Journalist – in welcher Funktion auch immer – und von der Gesellschaft als Ganzes.

Herzlich – **Bruno**

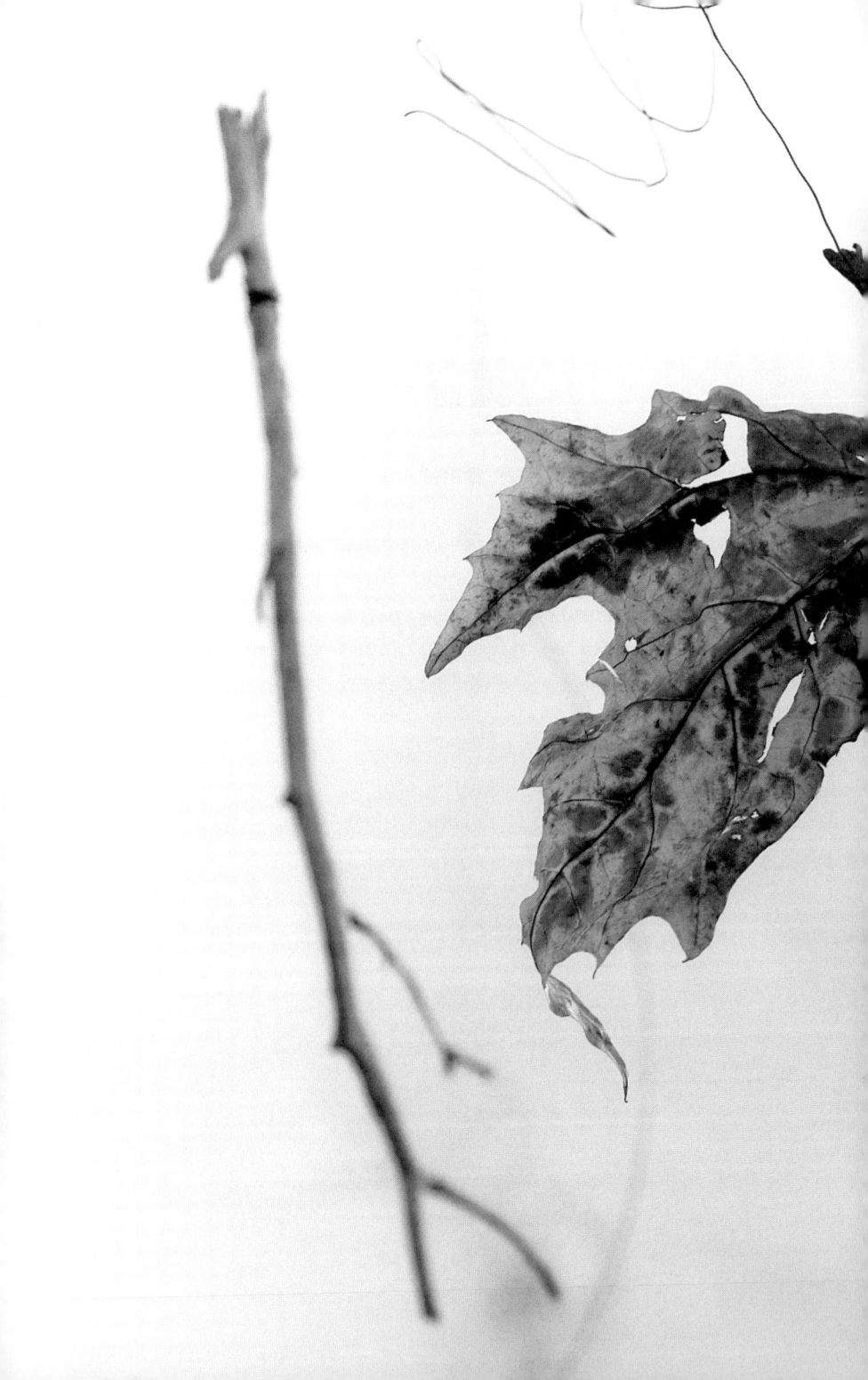

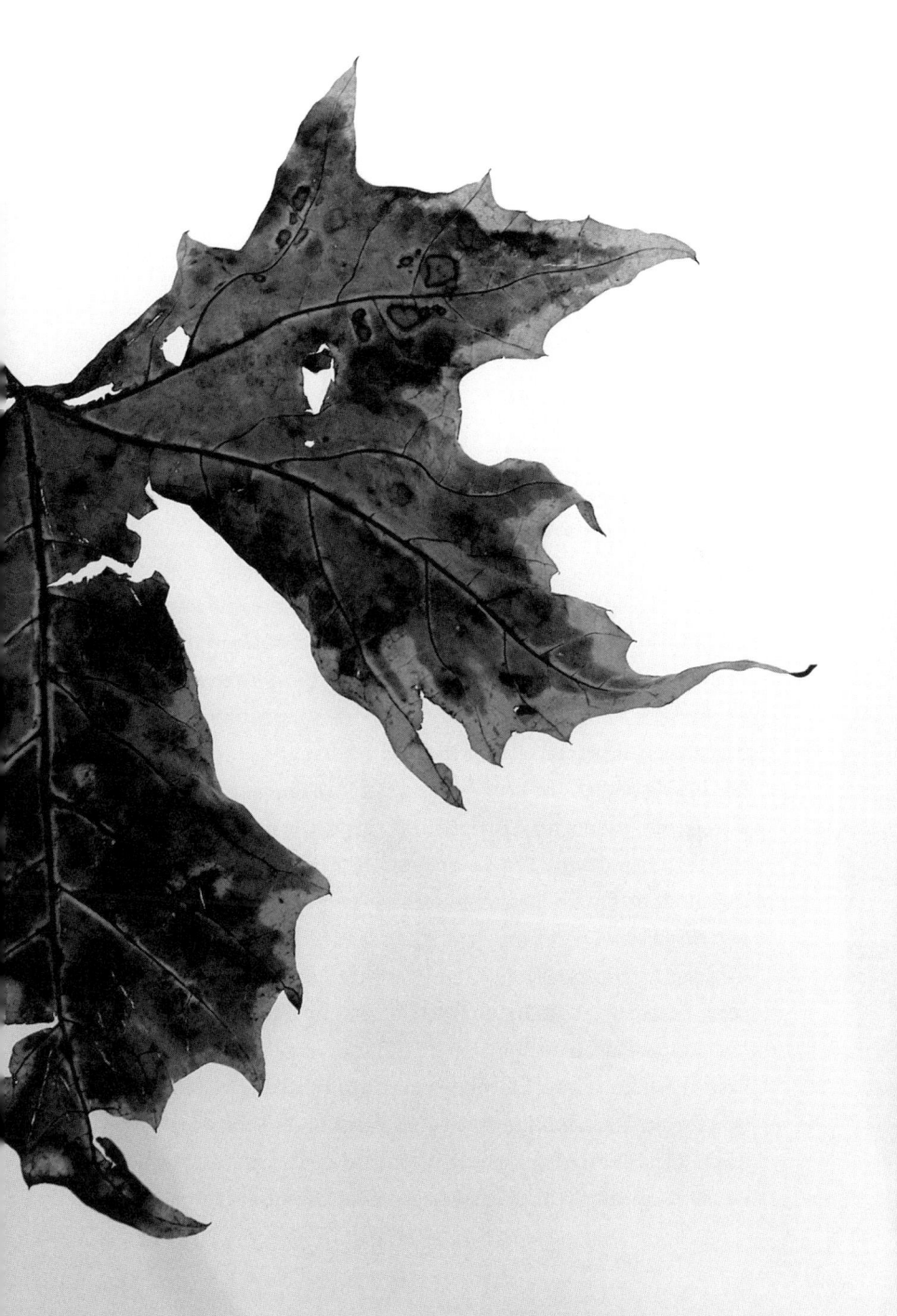

»Das Wirksame ist die Beziehung«

Ein Praxisbesuch bei Bruno Kissling
Von Vera Thomann

Zwischen gepflegten Einfamilienhäusern und hübschen Vorgärten, nur eine kurze Busfahrt vom Zentrum der Stadt Bern entfernt, liegt die Praxis Elfenau. Sie ist dem ElfenauPark angegliedert, einer großflächigen Anlage von Altersresidenzen mit einem integrierten Restaurant und sogar einem Coiffeur. Die Praxis selbst, im Erdgeschoss der Anlage gelegen, besticht durch die moderne Einrichtung: Eine Glasfront trennt das Wartezimmer vom Eingangsbereich, ein warm anmutender Holzboden, flache Deckenleuchten und Blumengestecke sorgen für eine angenehme Atmosphäre. Hier arbeitet Bruno Kissling seit knapp zwei Jahren als Hausarzt, seit seiner Pensionierung Ende 2015 noch in einem Teilpensum von 50%.

Seine Patientinnen und Patienten empfängt Bruno Kissling in einem relativ kleinen Sprechzimmer, direkt neben dem Wartezimmer: Eine Liege und zwei schmale Schränke finden hier Platz, der Schreibtisch, darauf der Computer, steht am Fenster, an der Wand verweisen zwei eingeschlagene Nägel auf das Fehlen eines Bildes. »Es gibt noch ein größeres Behandlungszimmer am Ende des Flurs«, erklärt Kissling beim Eintreten, »aber ich fühle mich hier wohler. Das andere ist mir zu weitläufig.« Die räumliche Anordnung des Zimmers unterstreicht, wie Kissling arbeitet: Ohne eine künstliche Distanz zu etablieren. Die PatientInnen kommen und gehen an diesem sonnigen Mittwochmorgen im April 2018, alle aber nehmen sie zuerst neben Kissling am Schreibtisch Platz. Wenn er sich handschriftliche Notizen macht, Informationen in die digitalen Patientenakten einträgt oder Zeugnisse und Rezepte ausstellt, ist dies für alle Anwesenden zu jeder Zeit ersichtlich. Notiert Kissling sich am Schluss, wie er mit den PatientInnen verbleibt, formuliert er die Informationen laut aus. Die PatientInnen können erneut bestätigen, korrigieren oder hinterfragen; sie sind aktiv involviert ins Untersuchungsgespräch und in die Erstellung der Informationen, die dann unter ihrem Namen abgespeichert werden. Bei Bruno Kissling gibt es kein Verstecken hinter dem Computer.

Bevor die PatientInnen das Behandlungszimmer betreten, bereitet sich Kissling sorgfältig vor: Er geht die digitale Patientenakte durch, betrachtet seine Notizen, Mitteilungen von anderen Ärzten und Spezialisten, die Blutwerte, die verschriebenen Medikamente. Die Praxissoftware ist, so modern sie im Vergleich zu den sperrig-abgegriffenen Patientendossiers aus Papier erscheinen mag, anfällig für Informationsverluste: Wenn PatientInnen beispielsweise den Hausarzt wechseln, für Eingriffe Spitäler oder Kliniken besuchen oder seit Längerem zu keiner Untersuchung mehr erschienen sind, können sich Lücken ergeben, die im Gespräch oder im Kontakt mit den anderen Institutionen zu klären sind. Der Zugriff aller Ärzte und Institutionen auf die digitale Patientenakte, wie es eHealth idealerweise vorsieht, scheitert an der fehlenden Kompatibilität der verfügbaren Software-Programme. Bruno Kissling klickt sich vor dem und im Gespräch mit den Patienten durch die jeweilige Akte, um Informationen einzufügen, die Medikamentenliste zu berichtigen oder die Laborwerte zu erläutern. »Ein Kollege zählte einmal die Klicks, die wir pro Tag tätigen«, erzählt er während eines Patientengesprächs, »es waren circa 3000 bis 4000!« – »Passen Sie auf, dass Sie davon keine Arthrose in den Fingern bekommen«, kommentiert der Patient schelmisch.

Es ist weniger die konkrete Untersuchung als das Gespräch, das Bruno Kisslings Alltag ausmacht und bedingt. Sobald er die PatientInnen beim Wartezimmer abgeholt und begrüßend ins Untersuchungszimmer gebeten hat, nehmen die Gespräche unterschiedliche Verläufe: Die einen PatientInnen beginnen direkt zu erzählen oder präsentieren eine Liste mit Beschwerden; andere warten auf eine Einleitung seinerseits, eine Frage zum Befinden, eine kurze Erörterung der Umstände. Die einen können genau ausdrücken, weshalb sie hier sind, ihr Unwohlsein präzise verorten, andere bleiben vage, zeigen Artikel aus dem Internet oder fragen nach Zusammenhängen: »Könnte der Magen etwas mit den Rückenschmerzen zu tun haben?« Oder: »Beeinflusst dieses Medikament jenen Verlauf?« Wieder andere PatientInnen kommen zur Verlaufskontrolle und werden mit einer langen Liste von Zahlen und Werten konfrontiert, in der Abweichungen von der Norm farblich markiert sind. Dabei fällt auf, dass die meisten PatientInnen Werte über oder unter der Norm aufweisen. »Nicht immer muss man etwas unternehmen«, sagt Kissling, »die statistisch definierten Werte dienen als Anhaltspunkt, um das Individuum zu behandeln.«

Er spricht unaufgeregt und feinfühlig, mit tiefer Stimme und Berner Akzent. Wenn er für den pensionierten Herrn mit südländischen Wurzeln ins Italienische oder für die junge Dame aus Algerien ins Französische wechselt, führt er die Konversation auch in der Fremdsprache auf dieselbe Art fort. Meist macht er sich während des Gesprächs Stichworte, zeichnet aber auf die Frage eines Patienten mittleren Alters, »was denn die Eingeweide genau seien?«, auch einmal die Magendarmgegend frei auf oder stellt für eine junge, zierliche Dame gar dar, wie Ohrläppchen chirurgisch korrigiert werden können. Als »Gegenleistung« bringen ihm die Patienten viel Papier mit: Listen mit über Tage selbst gemessenen Blutdruckwerten oder, nicht selten, Listen mit Gebrechen oder Fragen. »Wo sind wir in der Traktandenliste?«, fragt Kissling einmal mit einem Augenzwinkern. Bei der Untersuchung selbst gibt Kissling klare Anweisungen, zeigt Bewegungen vor, fragt nach Schmerzen. Immer wieder hört er an diesem Morgen Herz und Lunge ab, untersucht Patienten mit Schulterproblemen, mit Bein- und Hüft-, Ohren- oder Magenbeschwerden. Sobald er wieder Augenkontakt mit den PatientInnen fasst, kommuniziert er direkt, was die Beschwerden verursachen oder mitwirkende Faktoren sein könnten, und diskutiert die Möglichkeiten der Behandlung mit den Patienten – eine Strategie, die Bruno Kisslings Selbstverständnis als Hausarzt aufzeigt: Er begegnet den Patienten auf Augenhöhe, sodass eine Zusammenarbeit, eine produktive Interaktion möglich ist.

Auf den Regalen des Büchergestells im Untersuchungszimmer stehen dicke Wälzer, die man als Patient vielleicht dann mustert, wenn der Arzt kurz den Raum verlässt; ein großer Anatomieatlas etwa oder eine Sammlung von Richtlinien für Allgemeinmediziner. Auf die Frage, ob er die Bücher jemals beziehe, lacht Bruno Kissling: »Die meisten von uns Ärzten haben diese Bücher, weil wir sie irgendwann kauften oder etwas nachschlagen wollten – heute brauchen wir dafür aber vorwiegend digitale Nachschlagewerke. Die Bücher dienen deshalb wohl eher als Requisiten ...« Was aber macht Bruno Kissling, wenn er in einer bestimmten Situation unsicher ist? »Ich lege das offen; ich kommuniziere das klar«, sagt er und erklärt, dass dem Hausarzt zwar die Aufgabe zukomme, die PatientInnen falls nötig an Spezialisten weiterzuleiten, dass aber auch dann der Kontakt aufrechtzuerhalten sei. Es ist wichtig für den Patienten, dass der Hausarzt Informationen gezielt einholt und Vorschläge der Spezialisten für mögliche Behandlungen zuerst mit dem Patienten diskutiert. Der Hausarzt übernimmt in einem solchen Fall wortwörtlich das Management und wird zur Drehscheibe, dank der die Informationen gebündelt und das weitere für die Patientin und den Patienten sinnvolle Vorgehen besprochen werden können. An dieser Vermittlerposition zeigt sich die Wichtigkeit der Hausärzte in einer Medizin, die sich immer mehr spezialisiert, obwohl, so Kissling, »Spezialisten natürlich auch über ein allgemeines medizinisches Grundwissen verfügen«. Die Aufgabe des Hausarztes ist es, dass er zusammen mit den PatientInnen im Wissen über die bisherige Krankheitsgeschichte, die Lebenslage und die persönlichen Präferenzen eine individualisierte Entscheidung trifft. »Es ist nicht nur die Therapie, die wirksam ist, sondern auch die Beziehung«, ist Kissling überzeugt.

Die Zeit ist im Sprechzimmer von Bruno Kissling ein knappes Gut. Zwar sind die PatientInnen in Reih und Glied auf dem Zeitplan angeordnet, doch schon nach wenigen Gesprächen gerät die Planung immer weiter in Rückstand. Einige PatientInnen melden sich ab, andere kommen derweil neu hinzu. Kisslings Körpersprache verrät dabei nie etwas über die fehlende Zeit, außer vielleicht dann, wenn er das Zimmer eilig auf die nächste Patientin oder den nächsten Patienten vorbereitet, die Liege mit neuem Papier bespannt, die Hände desinfiziert.

In den wenigen Minuten zwischen den PatientInnen werden zudem Anrufe direkt ins Untersuchungszimmer durchgestellt; Fragen von PatientInnen, aber auch von den medizinischen PraxisassistentInnen – die funktionierende Kommunikation ist auch für die Praxismitarbeitenden notwendige Voraussetzung für die Zusammenarbeit. Die Zeit scheint für Kissling jedoch in keinem Fall ein drängender Faktor. Nie verhält er sich hektisch oder übt gar Druck auf die PatientInnen aus, auch wenn einige Konsultationen deutlich länger dauern als andere. Er lässt sich in Ruhe von den Schmerzen, den Erfahrungen im Spital oder über persönliche Umstände und Befindlichkeiten erzählen. Bruno Kissling gibt den PatientInnen in erster Linie den Raum, ihr Anliegen zu kommunizieren. Das Wir steht hier an erster Stelle. Exemplarisch notiert er sich in einem Patientengespräch: »Wir sind nicht zufrieden mit der Wirkung des Medikaments.«

Nicht immer verlaufen die Gespräche problemlos, auch nicht an diesem Mittwochmorgen. Konfrontiert mit einer Vielzahl von Emotionen wie Angst, Orientierungslosigkeit, Frustration bis hin zur Verzweiflung muss Bruno Kissling ein Gleichgewicht finden: Er muss die Sorgen des Gegenübers empathisch wahrnehmen, aber auch anleiten und widersprechen können. Nicht immer sind Arzt und Patient der gleichen Meinung, wenn es um die physiologischen Deutungsmuster der Symptome geht. Kissling nimmt die Erklärung des Patienten zur Kenntnis und führt in diesem Fall die Sachverhalte ruhig, aber bestimmt aus. Andere Schwierigkeiten ergeben sich, wenn keine heilenden Therapien möglich sind. Mit gewissen Einschränkungen kann sich der oder die Betroffene im Alltag arrangieren, erklärt Kissling. Bei nicht definitiv heilbaren Krankheiten ist es jedoch von größter Wichtigkeit, dass der Hausarzt den Kontakt mit der Patientin oder dem Patienten beibehält.

Es gilt, »das Muster zu durchbrechen, dass man sich nur in Krisensituationen begegnet«, so Kissling. Regelmäßige Gespräche und Untersuchungen führen in diesem Fall dazu, dass nicht nur das Krankheitsbild die Begegnungen bestimmt, sondern die Beziehung zur Patientin und zum Patienten in jeder Lebenslage aufrechterhalten wird.

Gewisse Situationen beschäftigen Bruno Kissling auch nach Beendigung der Sprechstunde. Es sind weniger die nicht heilbaren PatientInnen, bei denen man den Kontakt weiterhin beibehält, als diejenigen Begegnungen, bei denen sich Spannungen bis zum Ende des Gesprächs nicht lösen lassen. Sein Ziel sei immer, dass die Sprechstunde konstruktiv ende, mit einem Lächeln, einer Entspannung, einer Hoffnung und Orientierung, so Kissling. Wenn die Chemie gar nicht stimme, sich Konflikte oder Missverständnisse derart aufbauen, dass keine Auflösung möglich oder diese vonseiten der Patientin oder des Patienten nicht gewollt sei, sei ein Wechsel des Hausarztes sicherlich eine Option. Dies geschehe aber nur ganz selten, sagt Kissling. Aber auch dann liege ihm noch etwas daran, dass eine Überweisung optimal vollzogen werde, dass vielleicht noch einmal ein Gespräch stattfinde, Feedback eingeholt werde.

Die meisten PatientInnen fühlen sich allerdings gut aufgehoben bei Bruno Kissling. Immer wieder fragt er nach den Angehörigen, der Frau, dem Partner (»das ist wichtig«), nach dem Alltag, er lacht mit den PatientInnen (beispielsweise über den Vorteil des Hörverlusts, wenn das Nachbarhaus umgebaut wird), er macht vorgeschlagene Dehnungsübungen mitunter persönlich vor und reicht den Älteren beim Aufstehen routiniert Stöcke und Krücken. Nach einer Stunde Visite im ElfenauPark und einer fünfstündigen Schicht in der Praxis, übergibt er den Dienst schließlich an seinen Kollegen, mit dem er die Stelle teilt. Bevor Kissling an diesem Nachmittag nach Hause geht, holt er aber noch das im Untersuchungszimmer fehlende Bild ab, eine Aufnahme, die in einer Kunstperformance zum Thema Schmerz entstanden ist. Denn das Interesse an dem, was die Medizin antreibt, verfolgt Kissling in seiner Freizeit weiter, nur in anderer, in künstlerischer Form: Zusammen mit der Kunsttherapeutin und Theologin Esther Quarroz gestaltet er Installationen und Kunstperformances. Da beide als Kunstschaffende und Therapeuten tätig sind, bewegen sie sich bewusst im Spannungsfeld zwischen Kunst und Wissenschaft. Das in der Aufnahme abgebildete Drahtgebilde, an einigen Stellen dicht und verknotet, dann wieder feingliedrig und distinkt, repräsentiert die Vielseitigkeit von Schmerz, der viele verschiedene Formen annehmen kann. In Kisslings Untersuchungszimmer wird der Aufnahme nun ein prominenter Platz zukommen.

»Ich will keine Symptome bekämpfen«

Vera Thomann im Gespräch mit Lisa Bircher

Vera Thomann: Mehr als eineinhalb Jahre sind seit dem Beginn eures Briefwechsels vergangen. In deinen Briefen an Bruno Kissling hast du teils sehr unverfälscht und ehrlich über die Verhältnisse im Spital oder deine Zweifel am Beruf und deine Wünsche geschrieben. Wie lesen sich deine damaligen Aussagen zum jetzigen Zeitpunkt für dich?

Lisa Bircher: Meine Briefe üben einen starken Sog auf mich aus. Wenn ich sie lese, spüre ich die innere Anspannung gleich wieder. Ich habe aus einer persönlichen Betroffenheit geschrieben, von dort kommt diese Energie, die beim Lesen spürbar wird. Das Wort, das für mich am besten dazu passt, ist Dringlichkeit. Heute denke ich, dass Dringlichkeit keine gute Basis ist, um etwas zu verändern. Wenn ich mich darauf konzentriere, dass die Dinge anders sind, als ich sie will, entsteht in mir diese starke Spannung. Ich bin fokussiert darauf, was nicht stimmt – und ich habe eine bestimmte Vorstellung davon, wie die Dinge, die Menschen, die Institutionen sein »sollten«. Im Buch gibt es immer wieder Stellen, wo dies durchdringt: Die »anderen« »sollen« endlich einmal begreifen, dass sie sich ändern »müssen«, damit alles besser wird. Das ist jetzt etwas übertrieben, aber ich war teilweise überzeugt, dass ich recht habe und die anderen nicht. Diese Haltung ist unangenehm, sowohl für mich wie auch für mein Gegenüber. Und es ist klar, dass Veränderungen auf diese Weise schwierig zu erreichen sind. Deshalb versuche ich heute, darauf zu fokussieren, was mir und meinem Gegenüber wichtig ist, denn so haben wir bessere Chancen, eine gemeinsame Lösung zu finden.

Gibt es im Buch eine Stelle, die diese Dringlichkeit illustriert?

Fast überall dort, wo ich meine Assistenzstelle und die damit einhergehenden Schwierigkeiten ausführe. Aber schon damals, im Laufe der Gespräche mit dem Chefarzt, wurde mir immer mehr klar: Eigentlich wollten wir beide das Gleiche. Eine qualitativ hochstehende Betreuung der Patientinnen und Patienten. Ärztinnen und Ärzte, die zufrieden sind in ihrem Job, weil sie einer sinnvollen Tätigkeit nachgehen und gut ausgebildet werden. Nur unsere Vorstellungen der Wege, die zu diesen Zielen führen können, waren sehr verschieden. Das war eine echte Erkenntnis für mich. Einmal hat der Chefarzt in etwa gesagt: Ich verstehe einfach nicht, wie ihr Assistenzärztinnen und Assistenzärzte tickt. Ihr habt doch hier eine hervorragende Weiterbildung, spannende Fälle, engagierte Lehrärzte – was machen euch da die paar Überstunden aus? Ich habe die damals gerne gemacht! Den Teil mit den Überstunden hat er nicht gesagt, aber so habe ich ihn verstanden. In dem Moment konnte ich ihn, den Professor Chef de Service, vor dem ich so großen Respekt hatte, als Mensch sehen.

Wie würdest du heute mit einer ähnlichen Situation wie mit derjenigen im Universitätsspital umgehen? Was sind neue Strategien und Entdeckungen, die dich heute begleiten?

Hätten wir Assistentinnen und Assistenten es damals geschafft, unserem Chef zu zeigen, dass wir verstehen, was für ihn als Klinikdirektor wichtig ist, dann, davon bin ich überzeugt, wären Veränderungen eher möglich gewesen. Menschen arbeiten viel besser zusammen und finden für alle passende Lösungen, wenn wir darauf fokussieren, was wir gemeinsam erreichen wollen. Wir sind schnell und geübt zu sagen, was wir nicht wollen, und gleichzeitig häufig ungeschickt und ratlos, wenn es darum geht zu formulieren, was wir wollen. Probiere es einmal: Was sind die drei Dinge, die du am wenigsten magst im Gesundheitswesen? Oder in deinem Job? In deiner Familie? Und jetzt frage dich: Was möchtest du stattdessen? Und warum ist dir diese Veränderung wichtig? Das ist gar nicht so einfach. Es ist eine Art zu denken, die wir nicht gewohnt sind.

Welche Einflüsse machst du für dieses Umdenken verantwortlich?

Es gibt verschiedene Stationen auf meinem Weg, die mir nach und nach die unsichtbaren Wände und Grenzen der Welt aufgezeigt haben, in der ich gelebt habe. Ich habe oft von der Gewaltfreien Kommunikation nach Marshall Rosenberg gesprochen, dort hat mein Weg begonnen. Meine wichtigsten Lehrerinnen sind Isabelle Padovani und Miki Kashtan. Isabelle Padovani, eine französische Trainerin in Gewaltfreier Kommunikation, lebt in der Schweiz. Von ihr habe ich viele Erkenntnisse für meinen inneren Weg erhalten. Sie ist für mich weiterhin eine Inspiration, was Leichtigkeit und Lebensfreude angeht, und verkörpert für mich das Spirituelle mitten im Leben, hier und jetzt, und es macht richtig Spaß. Miki Kashtan, ebenfalls eine Trainerin, lebt in Kalifornien. Dank ihr habe ich innerhalb kurzer Zeit verstanden, welchen Einfluss gesellschaftliche und strukturelle Faktoren auf jeden von uns haben. In unserer Zeit wird das Individuelle großgeschrieben, wir scheinen für unser Glück oder Unglück selbst verantwortlich – diese Theorie greift einfach zu kurz. Mikis Überlegungen und Erfahrungen dazu, was es braucht, um grundlegende Veränderungen zu erreichen, haben allem, was ich vorher für wahr gehalten habe, einen zusätzlichen Unterbau gegeben. Ein neues, tieferes Fundament, auf dem meine Sicht auf mich, auf mein Umfeld und die Welt als Ganzes heute steht.

In »Ich stelle mir eine Medizin vor …« denken Bruno und du darüber nach, was in der Medizin alles möglich wäre, was sich verändern muss und welche Lösungen sich anbieten würden. Prägt dieses Denken auch den Inhalt des Buches?

Wir haben den Titel gewählt, bevor mir klar war, wie wichtig es ist, so zu denken: Wenn es nicht das ist, was wir wollen – was wollen wir dann? Das ist eigentlich eine ganz konkrete Frage. Im Buch versuchen wir Antworten zu geben auf diese Frage, allerdings vor allem auf der individuellen Ebene: Wie möchten wir, dass die Ärztin mit dem Patienten umgeht? Wie möchten wir, dass der Arzt und die Patientin Entscheidungen fällen zu Diagnostik und Therapie?

Wie hat sich dein Verständnis von Medizin seit dem Entstehen des Buchs weiterentwickelt?

Heute habe ich einen anderen Blick auf die Medizin, der die gesellschaftlichen und strukturellen Einflüsse auf die Gesundheit in den Fokus nimmt. Die Medizin funktioniert immer innerhalb einer Gesellschaft, sie kann nicht losgelöst von ihr betrachtet werden. Medizin kann die Menschen immer nur so gesund machen, wie die gesellschaftlichen Strukturen es erlauben. Was macht uns wirklich krank? Ich denke, es sind unglückliche Beziehungen, unbefriedigende Jobs, das Gefühl, nicht liebenswert zu sein, jahrelang unterdrückte Wut oder Trauer, die fehlende Fähigkeit, Konflikte konstruktiv auszutragen, Einsamkeit, Misstrauen, Gefühl von Sinnlosigkeit, fehlende Liebe oder Gewalt in der Kindheit – um nur einige zu nennen. Was kann ich da als Ärztin ausrichten, frage ich mich? Die Probleme sind zu überwältigend. Im besten Fall kann ich versuchen, weiteren Schaden zu verhindern. Aber das reicht mir nicht, und ich halte das auch nicht aus. Deshalb möchte ich heute nicht mehr als »klassische Ärztin« in der körperbezogenen Medizin arbeiten. In dieser Hinsicht bin ich radikal, im wahrsten Sinne des Wortes: Ich will keine Symptome bekämpfen, ich will Probleme von der Wurzel her angehen.

Du hast vorhin aufgezählt, was uns deiner Meinung nach krank macht – was macht uns denn gesund? Siehst du eine Alternative?

Jetzt bin ich prompt in die Falle getappt und habe zuerst gesagt, was ich nicht will. Ja, was ist es denn, was ich will? Ich möchte uns als Menschen sehen, die von klein auf darin bestärkt werden, dafür einzustehen, was sie wollen, als Menschen, die von innen her fühlen, was ihnen guttut, und sich davon leiten lassen. Ich möchte, dass wir wissen, dass jeder die Welt anders erlebt und keine Sicht »richtig« oder »falsch« ist. Dass wir uns in Konflikten auf diese Weise für unser Gegenüber interessieren und überzeugt sind, dass wir eine Lösung erarbeiten können, bei der beide etwas gewinnen. Wir sind überzeugt davon, weil wir es schon so oft gesehen haben, unsere Eltern haben uns dies vorgelebt, in der Politik und Diplomatie sehen wir es, Gewalt und Kriege werden weniger – denn wer würde zu solchen Mitteln greifen, wenn friedliche Lösungen vorstellbar sind, zu denen alle Parteien Ja sagen? Wir leben in Gemeinschaften, in denen Kinder, ältere Menschen, Menschen mit Behinderung, alle eben, ihren Platz haben und geschätzt werden für das, was sie sind. Gemeinschaften, in denen wir zusammenarbeiten, da wir wissen, dass wir niemals unabhängig und allein funktionieren können, dass wir alle ganz grundlegend aufeinander angewiesen sind. Auf uns und auf die Natur, von der wir ein Teil sind, und wir tragen uns selbst, den anderen und der Natur Sorge, weil wir wissen, dass wir uns allen damit einen Gefallen tun. Wir geben und nehmen aus Freude, und wenn wir nicht geben wollen, dann sagen wir Nein. Wir geben weder uns auf noch die anderen. Wir glauben nicht, dass eine Welt möglich ist, die für alle funktioniert, wir wissen es: weil wir in dieser Welt leben.

Eine andere Welt – du sprichst davon, als ob sie schon Wirklichkeit wäre?

Ja, mit Absicht. Wenn wir uns etwas vorstellen, wird es in einem gewissen Sinne wirklicher. Ich spreche von dieser Welt, als wäre sie schon da, weil ich hoffe, dass so erlebbar wird, dass sie möglich ist. Natürlich bleibt extrem viel zu tun. Aber der Weg zu einer anderen Welt fängt bei der Vorstellungskraft an. Oder mit anderen Worten, was wir nicht für möglich halten, wird niemals geschehen.

Und was wäre die Rolle der Medizin in dieser anderen Welt?

Das ist eine gute Frage, es bräuchte sicher insgesamt weniger Medizin. Auf jeden Fall weniger Psychiatrie. Die meisten Menschen hätten dann mehr Vertrauen, auf sich selbst zu hören, hätten mehr Zugang zu inneren und äußeren Ressourcen, wären in einem Netz eingebunden und wüssten, dass sie ihren Platz haben und wichtig sind. Die Medizin wäre dann da, wenn doch jemand durch das Netz fällt und die Familie und nähere Gemeinschaft nicht weiterhelfen können. Von daher ist für mich dieser Satz noch immer gültig: »Ich stelle mir eine Medizin vor, die den Menschen dient und sie zu sich selbst zurückbegleitet ...«

Im März 2018 bist du Mutter geworden. Hat das Mutter-Sein dich verändert?

Ja, seit der Geburt unseres Sohnes habe ich sehr viel über unsere Gesellschaft gelernt. Innerhalb kürzester Zeit bin ich als selbständige, gesunde und junge Frau mit akademischer Ausbildung und sicheren Jobmöglichkeiten von einer gesellschaftlichen Klasse, in der das Leben recht gut funktioniert, in eine andere Klasse katapultiert worden, die es sehr viel schwerer hat: Ich bin nun junge Mutter mit Kind, die außerhalb einer unterstützenden Gemeinschaft tagsüber allein für sich und ihr Kind sorgt. Das war ein Schock, obwohl ich mich als eine Person mit sehr vielen Ressourcen verstehe. Zum Glück war mir klar, dass ich das nicht alles alleine schaffen muss. Ich habe sofort um Unterstützung gebeten, und es geht uns gut. Aber es hat mich zum Nachdenken gebracht: Wie machen es all die, die nicht so viele Ressourcen zur Verfügung haben, wenn es schon für mich so schwer ist? So ist mir klargeworden, wie ungeeignet die für uns selbstverständliche gesellschaftliche Lebensform in Kleinfamilien ist, um mit Kindern zu leben. So wie ich es erlebe, reichen in einer Kleinfamilie die Kapazitäten gerade aus, um sich um die Kinder und das Allernötigste des Alltags zu kümmern. Zeit für Selbstfürsorge ist für die Eltern äußerst knapp bemessen, und sobald etwas Unvorhergesehenes passiert, eine simple Grippe etwa, bricht das System zusammen. Es braucht Unterstützung an allen Ecken und Enden, aber sie ist meistens nicht direkt verfügbar. Diese Erfahrungen haben meinen Blick gewandelt, auf einmal wurde es für mich erlebbar, wie vielen Menschen unsere gesellschaftlichen Strukturen nicht das geben, was sie brauchen.

Welche Zukunftspläne verfolgst du heute innerhalb der Medizin?
Als Ärztin möchte ich am ehesten in der Kinder- und Jugendpsychiatrie arbeiten. Mich zieht es dorthin, wo ich etwas verändern kann, wo Aufwand und Ertrag in einem guten Verhältnis stehen. Ja, ich will möglichst viel bewirken. Aber es ist auch ein Akt der Selbstfürsorge: Als einzelner Mensch sind meine Mittel zur Veränderung dermaßen gering, dass ich es schlicht nicht aushalte, weniger als das zu tun, was ich für das Allersinnvollste halte. Ich war bisher noch nicht mit der Kinder- und Jugendpsychiatrie in Berührung, aber ich hoffe, dass ich dort eine wirklich sinnvolle und wirkungsvolle Arbeit tun kann. Ich nehme an, dass der Einbezug des Familien- und Schulsystems, in dem die Kinder leben, einen Grundstein einer komplexen Behandlung bildet. Das interessiert mich. Ich gehe grundsätzlich davon aus, gerade bei Kindern mit psychischen Problemen, dass sie eine »normale« Reaktion auf Verhältnisse zeigen, die ihnen nicht guttun. Verhältnisse im weiteren Sinn, innere und äußere, in der Familie, in der Schule, in der Gesellschaft. Ich denke nicht, dass Kinder zu Schwermut oder Aggressivität neigen, wenn sie haben, was sie brauchen. Von Erwachsenen denke ich das übrigens auch nicht. Wir sind von Natur aus friedlich – und zufrieden.

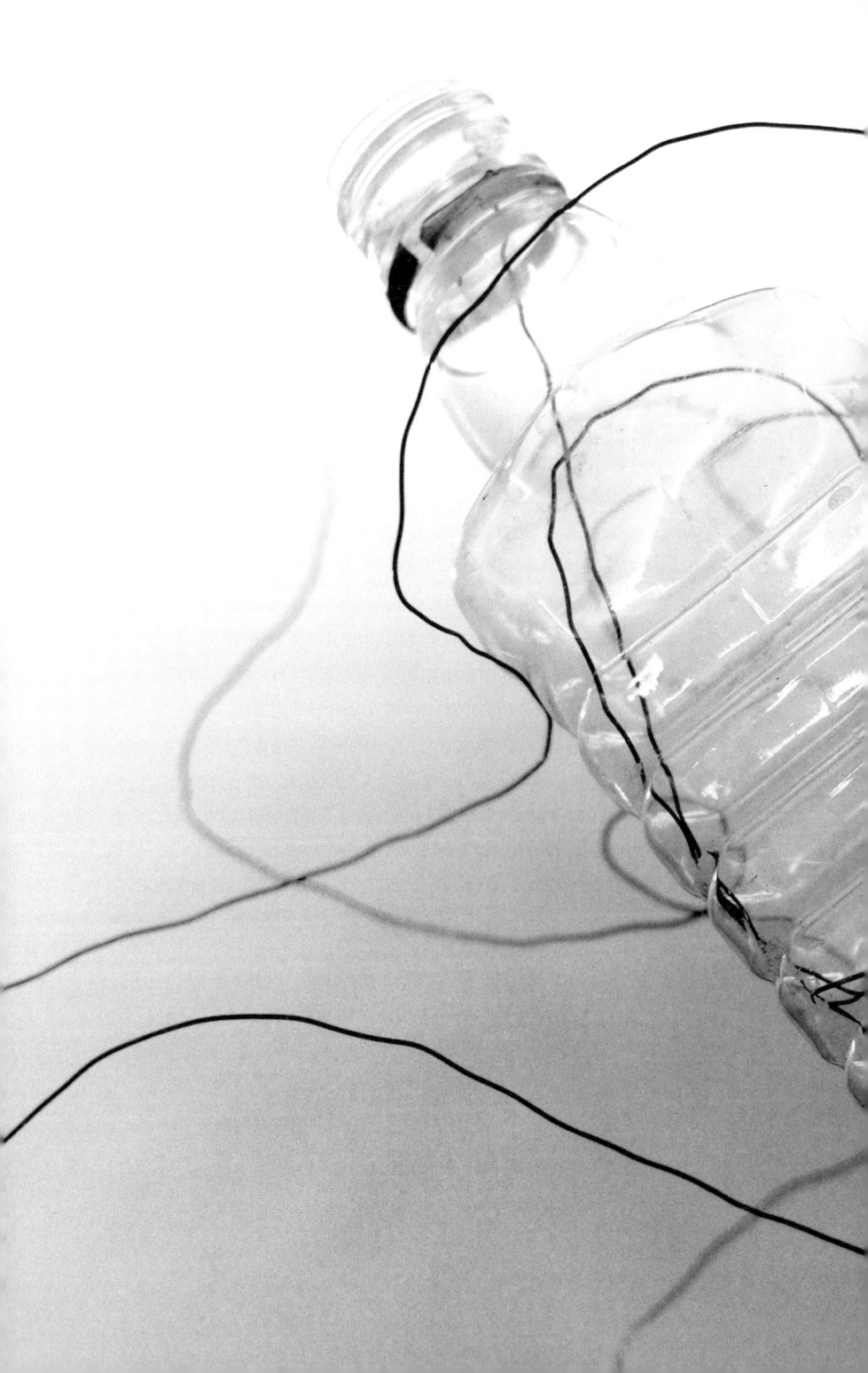

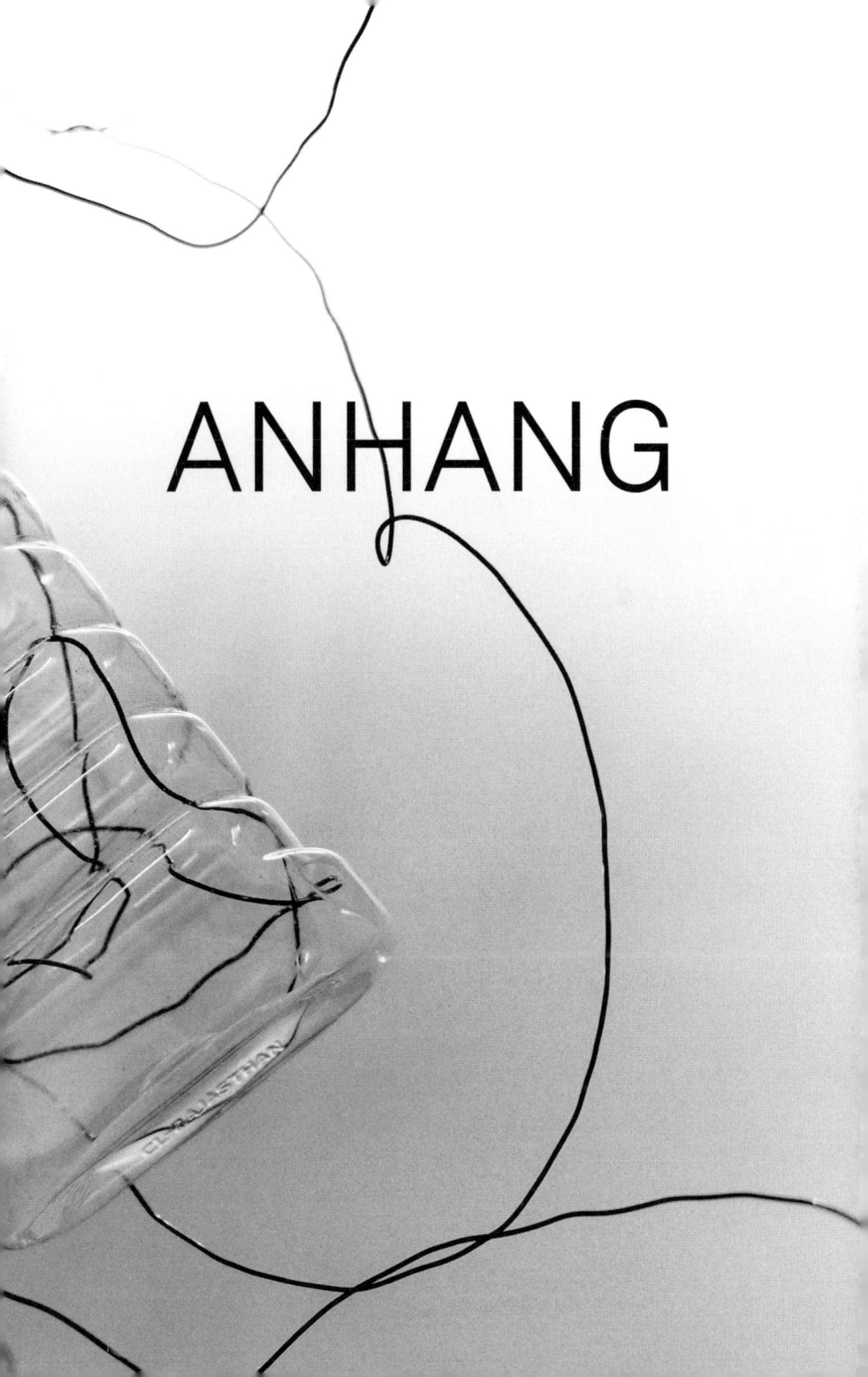

ANHANG

Anmerkungen

1 Abraham, Andrea; Kissling, Bruno: *Qualität in der Medizin. Briefe zwischen einem Hausarzt und einer Ethnologin.* Muttenz: EMH Schweizerischer Ärzteverlag 2015.

2 Centre hospitalier universitaire vaudois/Universitätsspital Lausanne.

3 VSAO Verband Schweizerischer Assistenz- und Oberärztinnen und -ärzte, www.vsao.ch.

4 Borasio, Gian Domenico: *Über das Sterben. Was wir wissen, was wir tun können, wie wir uns darauf einstellen.* München: DTV 2014.

5 JHaS Verband junger Hausärztinnen und Hausärzte Schweiz, www.jhas.ch.

6 Waadtländer Sektion des VSAO Verband Schweizerischer Assistenz- und Oberärztinnen und -ärzte.

7 Die Schweizerische Gesellschaft für Allgemeinmedizin SGAM und für Innere Medizin SGIM haben sich 2015 zur Schweizerischen Gesellschaft für Allgemeine Innere Medizin SGAIM vereinigt. Die SGAIM ist die Fachgesellschaft für alle hausärztlich tätigen Ärztinnen und Ärzte in der Praxis und die allgemein internistisch tätigen Spitalärztinnen und -ärzte.

8 Seit 2005 unterstehen die Assistenzärztinnen und -ärzte dem Arbeitsgesetz, das die maximale wöchentliche Stundenzahl auf 50 limitiert. Dies ist unter anderem durch »Bleistift-Streiks« in verschiedenen Kantonen erreicht worden. Die Arbeitszeiten gingen seither zurück, liegen aber weiterhin in der Hälfte der Fälle über der gesetzlich erlaubten Limite, wie die letzte Studie des VSAO von Anfang 2017 ergab. Weitere Informationen finden sich beispielsweise auf der Website des VSAO unter der Rubrik »Medizin statt Bürokratie« [*vgl. Anmerkung 3*].

9 Nationales Pilotprogramm *Progress!* Sichere Medikation an Schnittstellen, im Rahmen der Qualitätsstrategie

des Bundes. Weitere Informationen finden sich unter: www.patientensicherheit.ch/projekte-und-programme/sichere-medikation-an-schnittstellen.

10 Wenger, Nathalie; Méan, Marie; Castioni, Julien; Marques-Vidal, Pedro; Wäber, Gérard; Garnier, Antoine: *Allocation of Internal Medicine Resident Time in a Swiss Hospital. A Time and Motion Study of Day and Evening Shifts.* In: Annals of Internal Medicine. Philadelphia: American College of Physicians, 18. April 2018.

11 Sears, Melanie: *Gewaltfreie Kommunikation im Gesundheitswesen.* Paderborn: Junfermann Verlag 2012.

12 [*Siehe Anmerkung 4*]

13 Maio, Giovanni: *Medizin ohne Maß? Vom Diktat des Machbaren zu einer Ethik der Besonnenheit.* Stuttgart: Trias Verlag 2014.

14 Uhlmann, Marc; Griesser, Anne-Claude; Lamy, Olivier: *Au sortir de l'hôpital, comment renforcer la continuité de la prise en charge médicale.* In: Revue Médicale Suisse, Vol. 11 (November 2015). S. 2064–2069. www.revmed.ch/RMS/2015/RMS-N-493/Au-sortir-de-l-hopital-comment-renforcer-la-continuite-de-la-prise-en-charge-medicale.

15 Die Volksabstimmung über die Änderung des Fortpflanzungsmedizingesetzes wurde im Juni 2016 angenommen, nach Annahme der Verfassungsänderung zur Präimplantationsdiagnostik (PID) ein Jahr zuvor. Bei der PID wird ein durch künstliche Befruchtung erzeugter Embryo genetisch untersucht, bevor er der Frau in die Gebärmutter eingesetzt wird. Das geänderte Fortpflanzungsmedizingesetz lässt die PID nur für Paare zu, die Träger von schweren Erbkrankheiten sind oder die auf natürlichem Weg keine Kinder bekommen können. (Modifiziert nach www.bag.admin.ch)

16 Ware, Bronnie: *5 Dinge, die Sterbende am meisten bereuen.* München: Goldmann 2015.

17 Bircher, Johannes; Wehkamp, Karl-Heinz: *Das ungenutzte Potential der Medizin. Analyse von Gesundheit und Krankheit zu Beginn des 21. Jahrhunderts.* Zürich: rüffer&rub 2006.

18 WONCA ist der Weltverband der Hausärzte: World Family Doctors. www.globalfamily doctor.com.

19 Das KHM ist eine Stiftung, welche die Bemühungen um eine optimale Qualität in der medizinischen Grundversorgung in Praxis, Lehre und Forschung koordiniert. www.kollegium.ch.

20 Diesen Begriff führt Bruno ein. Lisa nennt ihre klinikfreie Zeit lieber »Auszeit«.

21 Sturmberg, Joachim P.; Botelho, Richard J.; Kissling, Bruno: *Integrated Multimorbidity Management in Primary Care. Why, What, How, and How to?* In: Journal of Comorbidity 6(2) 2016, S. 114–119.

22 Die Menschen in einer Kleinstadt lassen sich Zeit abknöpfen von grauen Herren. Alles muss immer schneller gehen – bis sie von Momo befreit werden.

23 [*Siehe Anmerkung 1*]

24 Banerjee, Abhijit V.; Duflo, Esther: *Poor Economics. Plädoyer für ein neues Verständnis von Armut.* München: Albrecht Knaus Verlag 2012.

25 Ende, Michael: *Momo. Ein Märchen-Roman.* Stuttgart: Thienemann 2009, S. 37f.

26 Beppo Straßenkehrer erklärt Momo, was wichtig ist: www.youtube.com/watch?v= 3aOO3oBZnAY.

27 [*Siehe Anmerkung 21*]

28 Prof. Dr. Joachim Sturmberg verweist in seinen wissenschaftlichen Publikationen auf die subjektive Bedeutung des Begriffs »health« im Sinne von »Ich fühle mich gesund«. Dieser steht im starken Gegensatz zum allgemeinen Gebrauch, der beinhaltet, dass »health« objektive »Freiheit von Erkrankung« ist. Demzufolge möchte er den Begriff von »health« durch »well-being« ersetzen. »Health« sei ein durch unterschiedlichste Vorstellungen besetzter Begriff, deswegen eigne er sich nicht mehr als

Zielsetzung. Er grenze das Denken ein und torpediere eine ergebnisoffene Weiterentwicklung im Sinne eines gesellschaftsweiten, über die Medizin hinausgehenden komplex adaptiven Gesundheitssystems.

29 Ich sage bewusst nicht »befriedigen« – befriedigen klingt so mechanisch und nach Selbstsucht … Dabei kommt befriedigen ja eigentlich von Frieden, den Frieden wiederherstellen. Auf Französisch sagt man »nourrir un besoin«, ein Bedürfnis nähren. Das klingt natürlicher, selbstverständlicher.

30 Buber, Martin: *Das dialogische Prinzip.* Gütersloh: Gütersloher Verlagshaus 2006.

31 art-dialog: Esther Quarroz und Bruno Kissling mit Andreas Fahrni (Fotograf), www.art-dialog.com.

32 Kissling, Bruno; Quarroz, Esther: *Leo's Lions. An Art-Science Project.* In: Sturmberg, Joachim P. (Hg.): *Putting Systems and Complexity Sciences Into Practice – Sharing the Experience.* Heidelberg: Springer Verlag 2017, S. 217–229.

33 Dokumentarfilm-Trilogie »Am Puls der Hausärzte« von Sylviane Gindrat 2013, www. ampulsderhausaerzte.ch.

34 Kissling, Bruno: *Allgemeinmedizin. ICE: Ideas, Concerns, Expectations.* In: Swiss Medical Forum 2013; 13(5152), S. 1056-1057.

35 Kabat-Zinn, Jon: *Gesund durch Meditation. Das große Buch der Selbstheilung mit MBSR.* München: Droemer Knaur 2013.

36 Rosenberg, Marshall B.: *Gewaltfreie Kommunikation. Eine Sprache des Lebens.* Paderborn: Junfermann 2016.

37 Braga, Suzanne: *Eltern sein plus! Beispiele von Elternbegleitung aus der Erfahrungswelt einer Praxis für medizinische Genetik und vorgeburtliche Diagnostik. Vortrag.* Nachzulesen unter www.arka dis.ch/upload/rm/suzanne braga-2.pdf?_=1487598365000.

Dank

Es ist uns ein großes Anliegen, allen zu danken, die uns auf dem Weg zu unserem Buch tatkräftig ermuntert, beraten, unterstützt und begleitet haben. Lisas Großmama hat uns bekannt gemacht und so unseren Briefwechsel entfacht. Brunos Ehefrau Katharina zeigte unterstützendes Verständnis, wenn Bruno sich während zahlloser Stunden zum Briefeschreiben ins stille Kämmerlein zurückzog. Lisas Lebenspartner Marc hielt ihr oft den Rücken frei, und auch Lisas Mutter übernahm immer wieder den Hütedienst, wenn sich Lisa an die Arbeit am Text machte. Mia Hofmann und Monika Reber setzten mit ihrer kritischen Erstlektüre wichtige Impulse. Joachim Sturmberg aus Australien und Peter Ryser waren, neben vielen anderen Kolleginnen und Kollegen aus der Schweiz und weiteren Ländern auf allen Kontinenten, wichtige Ansprechpersonen für Brunos Kenntnisse über komplexe adaptive Systeme, systemisch lösungsorientiertes Denken und personenzentrierte Sicht auf die Medizin. Ärztliche Verbände aus der Schweiz, Österreich und Deutschland ermutigten uns mit großzügiger finanzieller und ideeller Unterstützung, unseren Weg zum Buch zu gehen. Esther Quarroz und Andreas Fahrni von art-dialog ermöglichten, die Bilder der Kunstinstallation und Performance »pictures in the body« für das Buchcover und die Bildseiten im Buch zu verwenden. Andrea Spring, Lisa Scherzinger, Aurelia Reinhart, Sylvie Hörning, Benedikt Loser und Thomas Hammer gaben wertvolle Rückmeldungen hinsichtlich Gewaltfreier Kommunikation.

Der Verlag rüffer & rub, namentlich die Verlegerin Anne Rüffer und der stellvertretende Verlagsleiter Felix Ghezzi, schenkte unserer Buchidee Vertrauen und nahm sie ins Verlagsprogramm auf. Vera Thomann führte uns mit hoher Kompetenz Schritt für Schritt vom Manuskript zum fertigen Buch. Saskia Noll gab dem Buch mit ihrer grafischen Gestaltung den ästhetischen Schliff.

Die Autorin, der Autor und der Verlag bedanken sich für
die großzügige Unterstützung:

Ärztlicher Bezirksverein Bern Regio ABV

**Österreichische Gesellschaft für Allgemein- und
Familienmedizin ÖGAM**

Verbindung der Schweizer Ärztinnen und Ärzte FMH

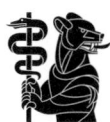 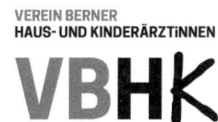

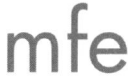

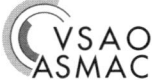

Der rüffer & rub Sachbuchverlag wird vom Bundesamt
für Kultur mit einem Strukturbeitrag für die Jahre
2016–2020 unterstützt.

Weitere Bücher aus dem rüffer & rub Sachbuchverlag

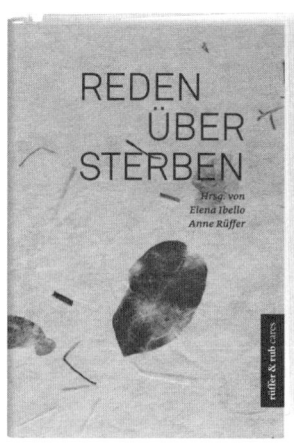

Elena Ibello,
Anne Rüffer (Hg.)

Reden über Sterben

152 Seiten | Broschur
ISBN 978-3-906304-07-6

Viele Menschen, die beruflich oder als freiwillig Begleitende anderen Menschen beim Sterben beistehen, denken darüber nach, wie sie ein hilfreiches Gespräch über das Sterben beginnen können. Gerade weil sie in ihrem Familien- und Freundeskreis, aber auch im professionellen Umfeld die Erfahrung gemacht haben, dass klärende Gespräche geholfen haben. Oder geholfen hätten.

Zahlreiche wissenschaftliche Studien belegen, dass Menschen friedlicher sterben und Angehörige weniger traumatisiert zurückbleiben, wenn über das Sterben im Voraus gesprochen wurde, wenn Fragen geklärt, Therapieformen besprochen und Hilfe für den Fall, dass es schlechter geht, vorbereitet wurden.

Im Buch erzählen Ärzte, Theologen und andere Mitarbeitende aus der Palliative Care, wie sie solche Gespräche führen, wie man mit Kindern über das Sterben reden kann, welche Unterstützung gegeben ist und wie man in anderen Kulturen über das Sterben spricht.

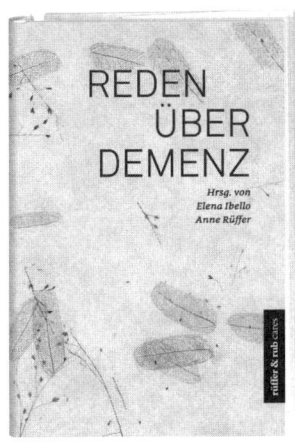

Elena Ibello,
Anne Rüffer (Hg.)

Reden über Demenz

168 Seiten I Broschur
ISBN 978-3-906304-29-8

In »Reden über Demenz« steht die
Kommunikation mit Demenzkranken
und ihren Angehörigen im Mittelpunkt.
Fachleute wissen heute, was Menschen
mit Demenz und ihre Angehörigen
empfinden und welche Art der Anteil-
nahme eine wertvolle Unterstützung
bedeutet. Für die bestmögliche Lebensqualität ist es essenziell, einfühlsam
zuzuhören und zu reden. Man soll die Betroffenen nach ihren Ängsten und Wünschen fragen, ihre Worte jedoch nicht
immer wörtlich nehmen. Damit die
Betroffenen möglichst Halt im Leben haben, müssen auch die Angehörigen
ohne Scham oder Schuldgefühle über die
Krankheit sprechen können. Das Buch
richtet sich an Angehörige von Demenzkranken, an Gerontologen, Pflegefach-
leute sowie Ärztinnen und Ärzte. Das
Thema wird von Fachleuten aus verschiedenen Perspektiven beleuchtet. Ein Porträt und eine Reportage sowie Stimmen
von pflegenden Angehörigen zeigen
den alltäglichen Umgang mit Demenzkranken.

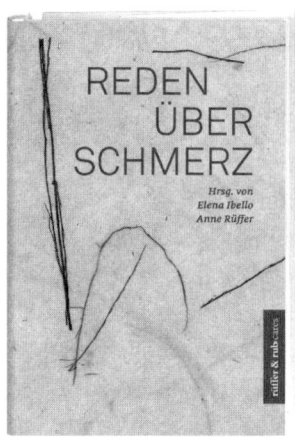

Elena Ibello,
Anne Rüffer (Hg.)

Reden über Schmerz

144 Seiten I Broschur
ISBN 978-3-906304-22-9

Kaum jemand, der nicht Angst vor Schmerzen hat. Doch was für den einen großen Schmerz bedeutet, ist für andere lediglich eine Bagatelle. Wie unterschiedlich Schmerz wahrgenommen wird, zeigt sich allein daran, dass man sich in Fachkreisen darüber einig ist, dass Schmerz subjektiv ist. Im vorliegenden Buch werden die vielen Facetten des Schmerzes – ob körperlicher, seelischer, psychischer oder spiritueller Natur – vor allem aus der Sicht der Palliativmedizin beleuchtet.

So vielfältig die Arten des Schmerzes sind, so unterschiedlich sind die Formen der Beiträge des Buches: Als Sachbeitrag, Interview, Porträt sowie Reportage kommt das Thema Schmerz in vielen Facetten zur Sprache.

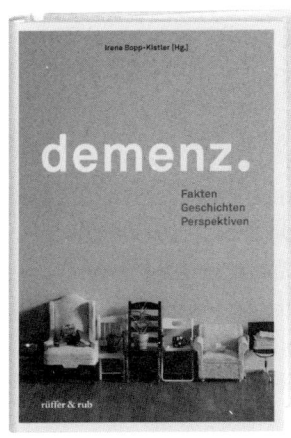

Irene Bopp-Kistler (Hg.)

demenz.
Fakten Geschichten
Perspektiven

656 Seiten I Hardcover
ISBN 978-3-907625-90-3

Demenz verunsichert zutiefst. Die regelmäßigen Meldungen von neuen, endlich wirksamen Medikamenten wecken Hoffnungen auf den medizinischen Durchbruch – doch nach wie vor gibt es keinen Wirkstoff, der diese Krankheit heilen kann. Es ist deshalb an der Zeit, den vielen direkt und indirekt Betroffenen auf fundierter Basis zu zeigen, was tatsächlich hilft.

Im Buch »demenz.« nennen namhafte Experten die bisher bekannten Fakten beim Namen und erläutern, was es damit auf sich hat. Betroffene und Angehörige berichten von »ihrer« Demenz und was sie mit ihrem Leben macht. Renommierte Autoren vermitteln Perspektiven auf sozial-politischer, medizinischer, vor allem aber menschlicher und spiritueller Ebene, wie wir dieser Krankheit und den Betroffenen respektvoll begegnen können.

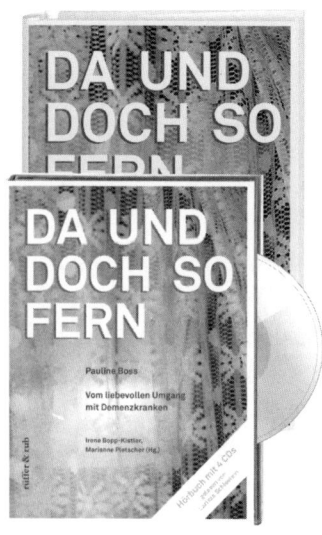

Pauline Boss

Irene Bopp-Kistler,
Marianne Pletscher (Hg.)

Da und doch so fern
Vom liebevollen
Umgang mit Demenz-
kranken

240 Seiten I Hardcover
ISBN 978-3-907625-74-3

Auch als Hörbuch, gelesen
von Larissa Schleelein
4 CDs I 264 Min.
ISBN 978-3-907625-92-7

Eine Demenzerkrankung ist nicht nur für die Betroffenen selbst, sondern insbesondere für die Angehörigen eine starke Belastung. Oft übernehmen sie jahrelang die Betreuung einer geliebten Person, die physisch zwar präsent, psychisch aber abwesend ist. Gerade dieser »uneindeutige Verlust« (ambiguous loss), das »Da und doch so fern« ist schwer zu verkraften.

Mit Empathie und didaktischem Geschick geht die Familientherapeutin Pauline Boss auf die Anliegen der Angehörigen ein und hilft ihnen zu akzeptieren, dass sie nicht alles unter Kontrolle haben müssen und auch negative Gefühle und Trauer zulassen dürfen.

Das Buch hilft Angehörigen von Demenzkranken dabei, Zuversicht und seelische Widerstandskraft zu gewinnen, die eigene Trauer und die Widersprüchlichkeit im Leben mit Demenzkranken zu akzeptieren; die Themen »Beziehung« und »Abschiednehmen« werden dabei besonders stark gewichtet.

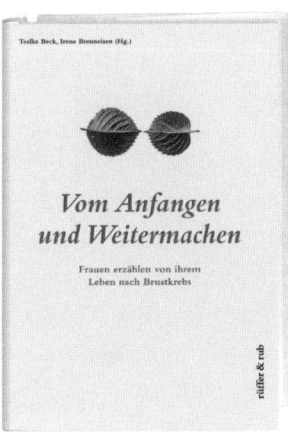

Teelke Beck
Irene Brenneisen

**Vom Anfangen und
Weitermachen**
*Frauen erzählen von
ihrem Leben nach
Brustkrebs*

208 Seiten | Hardcover
ISBN 978-3-907625-75-0

Die Diagnose Brustkrebs verändert das Leben einer Frau: Es beginnt eine Zeit der intensiven Auseinandersetzung mit dem Kranksein, mit sich selber, mit den Behandlungsoptionen. Diese Zeit ist gekennzeichnet durch eine engmaschige Betreuung; Ärzte, Pflegepersonal, Therapeutinnen, Familie und Freunde, sie alle sind unterstützend da. Nach Abschluss der Therapie nimmt diese intensive Betreuung jedoch ein Ende, und viele Frauen empfinden eine große Leere. Für sie ist die Erkrankung nicht einfach vorbei und nicht alles wieder wie zuvor.

Teelke Beck und Irene Brenneisen beschreiben diese wichtige Phase aus Sicht der begleitenden Fachpersonen. Porträts von betroffenen Frauen zeigen individuelle Wege, Ideen und Gedanken und machen Mut, sich den Veränderungen zu stellen und nach dem Brustkrebs einen ganz persönlichen Weg zu finden.

Mit Beiträgen von Bigna Hauser, Karin Keller-Reinhardt, PD Dr. med. Christoph Rageth, Angelika U. Reutter und Anne Rüffer. Fotos von Felix Eidenbenz.